徐文兵 讲

徐文兵 著

黄帝内經前傳

上册

江西科学技术出版社

序言

人事有代谢，往来成古今。
江山留胜迹，我辈复登临

一百年前的所谓新文化运动，以砸烂孔家店为口号，全面否定中国传统文化，甚至要取消汉字，取缔中医。以西方文明殖民中国，疑古否古之风愈演愈烈。相比于国土沦陷，文化文明失守更为可怕。

2008年年底，我应梁冬邀请，在中央人民广播电台《中国之声》讲解《黄帝内经》，受到了广泛欢迎，一大批优秀的人开始喜爱学习《黄帝内经》。十多年来，这个节目通过互联网进一步发酵传播，我本人也举办了五期三年制中医临床培训班，培养传承中华中医药优秀传统文化的人才，其中有五十位毕业生考取了医师和助理医师资格，成为专业中医，也成为厚朴中医的中坚和骨干，协助我进一步推广和发展中医。

我本人花费两年的时间校补了《黄帝内经·素问》和《黄帝内经·灵枢》，并计划用十二年的时间讲授。有鉴于学员普遍缺乏相关的历史和人文知识，我先做个铺垫，在2019年，讲授了《黄帝内经前传》《黄帝内经后传》，介绍了从伏羲女娲到神农炎帝和黄帝等一线文脉的传承。这个音频节目通过互联网播出，目前有将近四万人次收听学习。

　　现在将这两季节目整理编辑成书，方便读者更好地学习相关内容，也为我今年讲授四色版《黄帝内经·素问》做个准备。

　　人事有代谢，往来成古今。江山留胜迹，我辈复登临。仅以此诗抒发一下我的心情，与诸位读者共勉。

2020年5月19日星期二
庚子年四月二十七于汤河原

目录

《三皇本纪》篇

第一章 《三皇本纪》——黄帝以前那些不为后人所知的秘密 /1

1. 《史记》的记载是从黄帝时代（《黄帝内经》时代）开始的 /3
2. 读《三皇本纪》，才知道上古之人到底是谁，对中华文明的贡献是什么 /4

第二章 什么是《三皇本纪》/9

1. "王"的本义是君王或统治天下 /11
2. "皇"的本义是光明正大地统治国家 /12
3. "三皇"是上古时期中华文明的领袖的称号，"本纪"是一种历史文献的记录形式 /14
4. 本纪以下叫世家，比世家低一个级别的叫列传 /15

第三章 中华民族的祖先是谁 /17

1. 伏羲为什么被称为太皞 /19
2. 我们的祖先燧人氏伟大在哪里 /21

第四章　只有得天命、得人心的人才是王 /27

1. 在古代，你之所以能当领袖，
第一要得天命，第二要得民心 /29
2. 伏羲的母亲生在哪里？伏羲生在哪里 /30

第五章　我们是银河之子 /33

1. 伏羲为什么是"蛇身人首" /35
2. 古人夜观星象，寻求的是一种天人感应 /40
3. 何谓先天八卦、后天八卦 /43

第六章　为什么万物有灵 /47

1. 天道——鸟兽身上的羽毛、皮毛、
龟甲等为什么那么好看 /49
2. 我们选房间为什么爱挑朝向好的 /50
3. "取类比象，以身试物"——认识世界，
到底是客观的还是主观的 /50

第七章　不要小看八卦 /53

1. 用术数推演这件事得到的结论，
和自己感悟的结果是一样的 /55
2. 我们现在都习惯性地割裂、片面地认识一样东西 /56

第八章　尽量把一切落实在白纸黑字上 /57

1. 先天的感悟只能靠心领神会 /59
2. 嫁娶制度有助于社会稳定 /60

第九章　古人对自然的保护，真是浸透到骨子里的 /63

1. "网"是渔网，"罟"专指捕鸟的网 /65
2. "庖"是宰杀动物，"厨"是烹饪 /66

第十章　为什么伏羲以龙应天命，以龙自居 /67

1. 只有吃饱穿暖以后，才能上升到高级文明 /69
2. 伏羲生活的那个时代，人们纪年是从立春开始的 /70

第十一章　伏羲活了一百一十一岁 /71

1. 河南淮阳是伏羲建都之地 /73
2. 何谓"封禅" /74
3. 肉眼看到的并不代表真相 /75
4. 为什么人有两只眼睛，两只耳朵，两个鼻孔，一张嘴…… /77
5. 什么叫"河出图，洛出书" /79

第十二章　做人要做这样的人
——真、至、圣、贤 /85

1. 做圣人，除了行为有范儿外，还要有生理、物质基础 /87
2. 女人的力量不可小觑 /91
3. 中国人的思维高级在抽象思维能力上 /94

第十三章　女娲也是靠木德来统治天下 /97

1. 人生有多少令月、良辰、吉时、吉日、嘉年 /99
2. 女娲，代表的是一种繁衍和生殖 /101

第十四章　共工氏为什么撞不周山 /103

1. 共工氏想造女娲的反 /105
2. 共工氏擅自改变了伏羲的历法，于是天下大乱 /106

第十五章　女娲为什么要补天 /107

1. 女娲补天的本意是修正历法 /109
2. 家里的关系协调好了，在外面才能成事 /113
3. 寒食节、清明节、三月三的由来 /115
4. 女娲抟土造人的真相 /116

第十六章　女娲之后，炎帝神农氏继位 /119

1. 神农不是一个人，它是一个氏，是一群人 /121
2. 神农为什么姓姜 /123

第十七章　神农氏对农业的贡献 /125

1. 神农氏传下来的耕田技术 /127
2. "蜡祭"的由来 /129
3. 神农氏最伟大的贡献：教人选择食物，
   分辨有小毒、大毒的药物 /130
4. 古代的贵族，都有很高级的音乐素养 /132
5. 因为有了商业，社会变得更进步、更文明 /134

第十八章　神农对卦象的贡献 /137

1. 将先后天八卦演变成六十四卦 /139
2. 神农的主要活动区域——厉山 /140

第十九章　神农也是圣人 /141

1. 神话，其实代表的是一种情怀和理想 /143
2. 炎帝的后胤有哪些 /145

第二十章　中医认识世界的方法 /147

1. 如果人是对的，那么世界就是对的 /149
2. 《神农本草经》的药物分类法是"以人为本" /154
3. 治病求本——枝叶末梢上出了问题，要从树干上解决；防病、养生要求根，就是从肾精入手 /158
4. 医生的目的是恢复人的自愈能力 /160

《五帝本纪》篇

第二十一章　黄帝的生平 /163

1. 《史记》记载的历史，从黄帝到汉武帝，上下有两千五百多年 /165
2. 黄帝姓和名的来历 /168
3. 黄帝到底有多神奇 /170

第二十二章　黄帝的丰功伟绩 /173

1. 神农氏之后，就是黄帝 /175
2. 为了当好君主，轩辕氏做了哪些事 /176

第二十三章　黄帝是如何胜炎帝、败蚩尤的 /179

1. 黄帝的"特种部队"——"熊罴貔貅貙虎" /181

2. 黄帝和炎帝在什么地方血战 /183

　　3. 黄帝大战蚩尤 /185

第二十四章　做天子真的不容易 /187

　　1. 只推翻原来的政权还不算，最后得扫平天下 /189

　　2. 在黄帝那个年代，想安稳过小日子是不现实的 /190

第二十五章　黄帝统一的天下有多大 /193

　　1. 东边有多大 /195

　　2. 西边有多大 /196

　　3. 南边有多大 /196

　　4. 北边有多大 /197

　　5. 在釜山祭天，昭告天下 /197

第二十六章　天道维艰——黄帝初登基时 /199

　　1. 黄帝为什么经常迁徙，居无定所 /201

　　2. 上堂要问礼，入乡要随俗 /202

　　3. 终于问鼎，历法得建 /203

第二十七章　黄帝的"存亡之难" /205

　　1. 不谈生死，解释不了人们心中最大的疑惑 /207

　　2. 要顺应自然，而不是去征服或者改造自然 /209

第二十八章　帝王的香火 /213

　　1. 黄帝共生有二十五个儿子 /215

　　2. 最终谁继承了黄帝之位 /216

《三皇本纪》篇

第一章
《三皇本纪》
——黄帝以前那些不为后人所知的秘密

我们为什么要研究这一段历史？因为我们现在还在受黄帝的影响，受黄帝之前文明的影响，而且这些影响还在造福着我们的生活，庇佑着中华民族的子孙。所以我们研究历史的目的不是为了跟别人比阔，而是为了数典不忘祖。

1.《史记》的记载是从黄帝时代（《黄帝内经》时代）开始的

《三皇本纪》是唐代历史学家司马贞的著作，司马贞生活在唐代开元年间。开元年间的货币为开元通宝，在唐明皇李隆基的治理下，开元年间属于唐朝中兴的一个阶段。

我们都知道汉代司马迁写的《史记》，鲁迅先生将其誉为"史家之绝唱，无韵之离骚"，它的历史地位不用多说。但它有一个缺点——记述的历史是从五帝开始的，也就是从黄帝时代开始的。

五帝之前中国还有几千年、几万年、几十万年，期间发生的故事《史记》中都没有记述。

所以，后世的很多历史学家、文人志士都不遗余力地做了一些收集和整理的工作，其中最著名的人物是西晋的皇甫谧（huáng fǔ mì）。

他除了是历史学家以外，也是中医历史上

> 《三皇本纪》是唐代历史学家司马贞的著作，司马贞生活在唐代开元年间。

> 五帝之前中国还有几千年、几万年、几十万年，期间发生的故事《史记》中都没有记述。

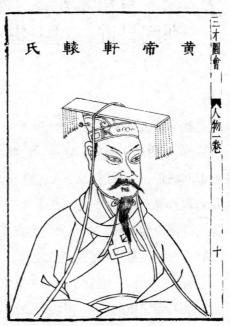

《三才图会》中的黄帝像

的一位著名人物，因为自己得了风痹（类似半身不遂），于是在治疗过程中收集整理了《明堂孔穴针灸治要》《针经》的精华，合编成一本叫《针灸甲乙经》的书。

所以，皇甫谧在中医学的历史上，也是一个很有建树的人。另外皇甫谧还研究历史，写了一本书叫《帝王世纪》，其中涉及了黄帝之前的一些历史。

三国时期有一个叫徐整的人，写了一本书叫《三五历纪》，也涉及一些黄帝之前的内容。司马贞基于他们的研究，把这些资料经过甄别筛选，整理成了《三皇本纪》。

> 三国时期有一个叫徐整的人，写了一本书叫《三五历纪》，也涉及一些黄帝之前的内容。

2. 读《三皇本纪》，才知道上古之人到底是谁，对中华文明的贡献是什么

我为什么要讲《三皇本纪》？

《黄帝内经·素问》在第一篇《上古天真论》的开始就说了，黄帝问岐伯："余闻上古之人，春秋皆度百岁，而动作不衰……"我们也经常说"中华上下五千年"。这是基于《史记》的记载。我们以黄帝为标准，迄今为止大概是五千年的历史。因此，黄帝说的上古之人虽离我们就更加遥远，但确实存在。

所以，我们一定要学习《三皇本纪》，其实就是想追溯一下，上古之人到底指的是谁，代表人物都有谁，对中华文明的贡献是什么……

> 我们一定要学习《三皇本纪》，其实就是想追溯一下，上古之人到底指的是谁，代表人物都有谁，对中华文明的贡献是什么……

其次，我们学习历史，不是为了学历史而学历史，就像阿Q跟别人比："我的祖上也阔过。"不是那个意思。

金字塔还在，留下了这么一个建筑，那么它创造的其他文明，对现代人有没有影响？这是我们要问的问题。就像玛雅人虽然灭绝了，但留下了玛雅历法……

我们为什么要研究这一段历史？因为我们现在还在受黄帝的影响，受黄帝之前文明的影响，而且这些影响还在造福着我们的生活，庇佑着中华民族的子孙。所以我们研究历史的目的不是为了跟别人比阔，而是为了数典不忘祖。

有这么一个笑话，在某地区，有人在据说是史前就已存在的地层，挖出了一根电线。当地人宣称："我们的祖先很优秀，他们在几千年前就发明了电线。"

这时来了一个犹太人，说："我们也挖了，啥也没挖出来，这说明我们的祖先更优秀。为什么更优秀呢？因为我们的祖先发明了无线电。"

笑话归笑话，这实际上牵扯到我们研究历史的一个方法——研究历史肯定要讲证据。证据有两个，第一个是文字的记载，第二个是考古的实证、实物的发现。

我们一直受西方考古学标准的影响，希望别人来承认、肯定我们的历史。最逗的是，我们说自己的历史上下五千年，人家到现在都不承认。

我们搞了夏商周断代工程，提供了各种证据——实物证据、文物证据、文字证据，还有天文证据。

其中天文证据提出了当年武王伐纣时出现的天象，叫天再旦——在凌晨出现了日全食，但西方连这点都不承认。在这之前，他们连商朝也不承认，认为这都是传说、神话，是杜撰的。

直到我们在殷墟挖掘出大量的甲骨，上面有文字符号，人为

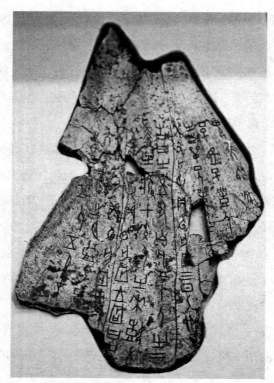

商王武丁时期卜骨特写

的契刻，而且我们辨认出了1600多个文字符号，上面的记述跟历史文字的记载都是一一对应的。这帮人才不说了，但还死咬着："中国没有夏朝。"到现在我们也只是勉强能证明，河南偃师二里头是夏朝其中一个都城，这很可悲。

夏商周断代工程推演出了夏朝建立的时间是公元前2070年，距今有四千多年的历史；商朝建立的时间是公元前1600年……我们现在看黄帝对应的时间段，大概对应在现在考古历史发掘的仰韶文化时期。

仰韶文化时期对应的一个重要考古发现是河南濮阳的西水

> 我们现在看黄帝对应的时间段，大概对应在现在考古历史发掘的仰韶文化时期。

坡，发掘出了一个距今 6000 年左右的墓葬。里面埋葬着一个直立人，头冲南、脚冲北，它的东边是用蚌壳堆出来的青龙图案，西边是一个白虎图案，脚踏是一个行走的形状，形象生动。这是关于公元前 6000 年的考古发现，比它还早的考古发现叫贾湖遗址，也在河南。贾湖遗址发掘出了很多到现在都让人觉得匪夷所思的东西，包括酒、丝绸、丹顶鹤腿骨笛……

我们是讲历史的，如果讲传说、讲神话，那就没意思了。现在中医里有"低级红"和"高级黑"，这样就属于"高级黑"了。我们讲的是历史文献记载，将其和考古发掘实证结合起来，再追溯我们的历史，把它落到实处。

> 我们讲的是历史文献记载，将其和考古发掘实证结合起来，再追溯我们的历史，把它落到实处。

第二章
什么是《三皇本纪》

　　关于三皇,历史上有多种说法。有的说法是把伏羲以前的燧人氏,加上伏羲女娲兄妹(算一个),最后加上神农氏,称为三皇;还有的说法把伏羲、女娲、神农氏称为三皇;还有一种说法是把伏羲女娲(算一个)、祝融、神农氏称为三皇。

　　但不管怎么分,"三皇"都是对上古时期中华文明的领袖或者领导人的一个称号。

1. "王"的本义是君王或统治天下

我们先破一下题——《三皇本纪》，先说一下"皇"（皇）字。很多人随口说："皇就是皇帝。"皇帝的本义是什么呢？"皇"，上面是一个"白"（白），下面是一个"王"（王）。

皇的上面是"白"字，是什么意思？一句话就能解释清楚。

故宫太和殿有一幅横匾，上面写着"正大光明"，雍正之后的传位诏书都放在横匾的后面。"白"的意思就是正大光明，或者我们现在说的光明正大。

"王"字有一种解释是三横代表天、人、地，所以沟通天、人、地的人就是王。这是一种解释，也有道理。还有人说："老虎是百兽之王，脑门上就刻着这个字，所以中国人用这个字指统治部落、统治国家的人。"这种解释就庸俗化了。

"王"字真正的意思，是古代权力的象征。有一个祭祀用的礼器叫斧钺（yuè），其实就是一把大斧子，下面开刃，上面有把手，斧子的形象简化了就是"王"（王）字，这代表了一种权力。当然，古代的很多礼器都是从兵器演变而来的，用以沟通天地。所以"王"字有两个意思，一个是作为名词，指君王；另一个是作为动词，意思是统治，所以叫"王（wàng）天下"。再引申出王道或者霸道。

> "王"字有一种解释是三横代表天、人、地，所以沟通天、人、地的人就是王。

> "王"字真正的意思，是古代权力的象征。

> 古代的很多礼器都是从兵器演变而来的，用以沟通天地。

2. "皇"的本义是光明正大地统治国家

"皇"字的本义是光明正大地统治国家。什么意思？就是不玩阴的，不玩见不得人的，不玩鬼鬼祟祟的，光明正大地统治国家。

> 不玩阴的，不玩见不得人的，不玩鬼鬼祟祟的，光明正大地统治国家。

举个例子，有部电视剧叫《雍正王朝》，其中有这么一个情节：康熙临终前，在畅春园传位给雍正。雍正得到传位诏书后，把园子里的事料理了一下，就赶紧回到自个儿家里——因为有两件事要处理：一是通知家人，自己得到大位了；再一个就是家里有位师爷叫邬思道，其实雍正回家的第一件事是向邬思道请教怎么马上稳定局势。邬先生就给他一个建议——马上拿着金牌令箭去宗人府把十三爷胤祥放出来，让他拿着金牌令箭到丰台大营把部队控制住，就能保证继承王位这件事得以顺利进行。第二件事最重要——雍正要"卸磨杀驴"了，因为他回到家里时眼神中充满了杀机，邬思道是什么样的人，还看不出来，觉不出来？所以当时雍正的诱饵是："我已经得到大位，你为我上位出了很多力，我肯定要重用你。"结果邬先生很委婉地说了四点，表示自己不可用。说的是哪四点呢？

"第一，我是前朝的罪犯，你继位以后马上重用被你老爹当政时判处的罪犯当顾命大臣，那就是大逆不道。"邬思道在康熙时期因为类似文字狱的东西进过监狱。这是第一不可用。

第二不可用是什么呢？邬思道说："我身上有残疾。"——在电视剧中邬思道是瘸子。在古代，是非常讲究仪表、讲究官仪官

> 在古代，是非常讲究仪表、讲究官仪官威的，所以长得歪瓜裂枣、身体有残疾的人，一般都不能入世做官。

威的，所以长得歪瓜裂枣、身体有残疾的人，一般都不能入世做官，这是第二个理由。

第三个理由非常重要，讲的是治国之道，也是本篇点题的重点。邬先生说："以前，您是王子，是亲王，是储君的候选人，我们一起谋划如何继承皇位，这玩的都是阴谋，拿不上台面。而您现在坐到大位上，统治国家需要用阳谋。您做的任何决定、任何事情，您任命的人、推行的事，都是要拿到桌面上的，让官员，让您的兄弟，让老百姓看得见，而且心服口服。这是统治国家的方法，这个方法其实就是皇道，或者是王道，不能再玩阴的了。而我是以前帮您筹划这些事的人，我是一个玩阴谋的人，所以不能坐到这个位置。您治理国家要用人才，中国不缺人才，而且中国有非常好的选拔人才的制度，文官有科举，武官也有科举，您只要推行公开、公正、透明的选举制度，就不愁选不上比我还优秀的人帮您一起治理国家。而且这种制度会给大家一种凝聚力和向心力，大家都沿这条路走，然后得到高官厚禄，这是正道。如果师爷出身的我之后当了大臣，掌握了大权，将来大家都会走歪门邪道，都不去参加科举了，而去投靠达官贵人，做师爷然后得以晋升。"第三条就是邬先生讲的治国之道。

第四个理由，邬先生说："我老了，以前鞠躬尽瘁，现在也想休息一下了。但我休息时如果离开了您（雍正）的视野，您肯定对我不放心。"（你想这么聪明的人，辅佐谁都能成点儿事；成不了事，也能给人添乱。）邬先生接着说："所以我想告老还乡，但告老还乡不是自己跑了，而是继续留在您手下。您手下有一个特别信任的官叫李卫，我到李卫那里养老，您给我点儿钱。这样做，我仍然在您的监视、控制之下，您对我放心，我对您也放心。"这是邬先生保全自己的做法。

说完这四点，雍正眼里的杀机立马就收回去了。

> 治理国家要用人才，中国不缺人才，而且中国有非常好的选拔人才的制度。

> 聪明的人，辅佐谁都能成点儿事；成不了事，也能给人添乱。

3. "三皇"是上古时期中华文明的领袖的称号，"本纪"是一种历史文献的记录形式

关于三皇，历史上有多种说法。有的说法是把伏羲以前的燧（suì）人氏，加上伏羲女娲兄妹（算一个），最后加上神农氏，称为三皇；还有的说法把伏羲、女娲、神农氏称为三皇；还有一种说法是把伏羲女娲（算一个）、祝融、神农氏称为三皇。

但不管怎么分，"三皇"都是对上古时期中华文明的领袖或者领导人的一个称号。

本纪是一种历史文献的记录形式，或者说一种格式、一种级别待遇，什么意思呢？只有帝王，或者相当于帝王的人，才够得上被写成本纪。能上历史书就不容易了，而且能上这么高规格的书，肯定对历史的进程有重大影响、重大贡献。

这种体例以前就有，司马迁把它做到了极致。司马迁写了很多本纪，同时他把没有当过皇帝，但贡献相当于皇帝的人，也都写进了本纪。比如他很尊敬项羽，所以写了《项羽本纪》；吕后虽然篡位夺权，但并没有像武则天那样当皇帝，他还是写进了本纪。

4. 本纪以下叫世家，比世家低一个级别的叫列传

本纪以下叫世家，世家写的是名门望族，记录的是一个族群或者是大家族的代表人物对历史的贡献。在《史记》里，司马迁把造反的陈涉、吴广也写进了世家，我们上中学的时候都学过《陈涉世家》的古文，"燕雀安知鸿鹄之志""苟富贵，无相忘"……这都是里面脍炙人口的名句。

比世家低一个级别的叫列传——普通人物的传记，往后我要讲的是《史记》里的《扁鹊仓公列传》，是司马迁在史书上很正式地为两位医生做的传记。

> 世家写的是名门望族，记录的是一个族群或者是大家族的代表人物对历史的贡献。

> 比世家低一个级别的叫列传——普通人物的传记。

第三章
中华民族的祖先是谁

关于燧人氏有两个传说，一个叫"钻木取火，以化腥臊"。这在《韩非子》里有记载。"钻木取火，以化腥臊"以后，大大提高了人们对食物消化、吸收、利用的功能和水平。

燧人氏的伟大之处不光是发明了火，他还会观测天象。据《尸子》记载，燧人氏"上观星辰，下察五木以为火"。这句话是什么意思呢？燧人氏在立春的凌晨，可以看到心宿——大火星，跟太阳同时升起，运用现在天文学的知识和工具，可以推算出这种天文现象出现的年代，也就是燧人氏生活的年代，距今大概17500年。

经文：

太皞庖牺氏，风姓。代燧人氏，继天而王。

1. 伏羲为什么被称为太皞

"太皞庖牺氏，风姓。代燧人氏，继天而王"

接下来我们开始学习《三皇本纪》。第一句话叫"太皞（hào）庖牺氏，风姓。代燧人氏，继天而王"。首先说太皞，"太"（ ）是大的意思，"皞"是左边一个"白"（ ），上面一个"白"，底下一个"本"（ ）。还有一种写法是上面一个"日"（ ），底下一个"天"（ ），也念hào。

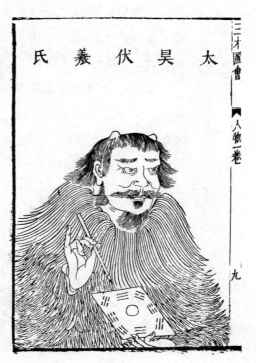

《三才图会》中的伏羲像

太皞是后人对伏羲的尊称，由于他的历史贡献，人们给他起了一个名号，相当于现在说这个人是主席、总理。

太皞是后人对伏羲的尊称，由于他的历史贡献，人们给他起了一个名号，相当于现在说这个人是主席、总理。三皇五帝里还有少皞，这也是一个尊称、名号。

延伸阅读 | 什么是名号、谥号、庙号

古代的大人物死了以后，后人会给予一个谥号——对他一生的功过有一个评价，给一个盖棺论定。

庙号指皇帝死后，在太庙立室奉祀时特起的名号，如高祖、太宗等。

普通人顶多是被人起外号，现在很多时候同学聚会，见了面认得人，却忘了他叫什么，但外号还能记得住。比如《水浒传》里的宋江，姓宋名江，字公明，外号"及时雨"。因为他总是在别人最危难的时候，给人以帮助，也不是说他有多少钱，像柴进柴大官人那样，他总是在人们危难的时候，去帮助他们。有句话叫"饥食一口，胜过饱食一斗"，说的就是及时雨的意思。

"庖牺氏"是什么意思呢？庖是屠夫、屠户，是专门宰杀动物的人（很多人以为庖是厨子，其实不是，庖和厨是两个概念）；牺就是祭祀用的动物（以前有三牲——用于祭祀的牛、羊、猪，摆上牛头、羊头、猪头祭祀）；氏就是他从事的职业。

2. 我们的祖先燧人氏伟大在哪里

"风姓，代燧人氏"

（1）"风姓，代燧人氏"，是什么意思

前面讲了"太皞庖牺氏"。太皞是后人对伏羲的评价，意思就是伏羲像太阳一样光明灿烂，给我们的民族和人民带来了光明和幸福，这是一个非常伟大的称号。另外，庖牺氏是伏羲的职业。

"风姓"涉及三个概念，一个是号，一个是氏，还有一个是他的姓。（古代的母系社会历经了很长时间，那会儿人们只知其母，不知其父。为了区别谁是谁的孩子，只能用妈妈的身份——姓来区别，所以姓是"女""生"——女生的你。后世因为父系社会的出现，逐渐大家都随父姓了……）

"代燧人氏"。接下来又提到了燧人氏（前面讲过，有的人把燧人氏分到了三皇里的第一个，由此可见，燧人氏对中华民族生存、繁衍、发展的影响，其意义是不言自明的。不光是中华民族有这样的祖先，其他民族也有类似的神话传说，比如盗火者普罗米修斯。他们对人类生存、繁衍的影响是巨大的）。

燧有两个含义：

第一个含义是燧石。 现在很多人对它可能没有什么印象了，我小时候看大人用打火机，用的还是打火石，这个打火石就叫燧石。用燧石互相击打会起火，这是古人发现的，这是燧的第一个含义。

第二个含义是夜晚烽火台传递信号的火光。大家都知道，以前烽火台是用来传递信息的，白天起的是狼烟。为什么叫狼烟呢？先架上柴火，上面放上狼粪。狼粪燃烧有个特点，燃烧以后烟笔直地上冲，形成了一个信号——白天叫烽。到晚上狼烟看不见了，只能靠火光来传递信号，晚上的火光就叫燧。所以有的地方叫烽火台，有的地方就直接叫烽燧。

历史上，燧人氏是有文字记载的，当然考古上也有证据，比如燧人氏的起源地就在现在的河南商丘，商丘现在还有燧人氏的纪念陵园。

（2）燧人氏的伟大之处之一：
"钻木取火，以化腥臊"

关于燧人氏有两个传说，一个叫"钻木取火，以化腥臊"。

这在《韩非子》里有记载。"钻木取火，以化腥臊"以后，大大提高了人们对食物消化、吸收、利用的功能和水平。（有人说："动物都吃生食，为什么还能活着？"其实，动物跟人不一样，动物还喝很肮脏的水呢，它也没事；人喝点儿生水，吃点儿不干净的东西，就会上吐下泻，甚至死亡。为什么？因为人的精气或者元气去发育大脑以后，胃肠功能就相对弱点儿，这是互为因果的。但当人学会了用火以后，开始吃熟食、喝热水，就节省了大量的精气去发展自己的智力和慧力。而动物没有这方面的功能，所以它的胃肠道的消和化，包括灭毒、消毒的能力都比人类强。）

延伸阅读 ｜ 没有温饱，何来各种文明

我们经常说温饱，人是在获得温饱的前提下，才诞生了各种文明，"仓廪实而知礼节，衣食足而知荣辱"。所以人们对火的运用，不光是在烹饪食物方面，还体现在以下方面：

第一是祭祀，以前有种祭祀的仪式，叫祓禊（fú xì），"祓"（祓）左边一个"礻"（凡是带"礻"字边的字，比如神、祈、祷，等等，都是一个沟通天地的仪式、符号），右边一个"发"。"禊"就是修禊事也，左边是"礻"（示）字，右边是"契"（契）。祓禊就是类似用点燃的桃枝或树叶，围绕着人转一圈，意思是驱除附着在人身上的阴寒邪恶的魔鬼，这是一种仪式。

我们现在还能看到一些少数民族的巫师在祭祀的时候，在烧红的火炭上行走，但他们的皮肤和脚不受任何伤害，这是祭祀的一种仪式。

第二是治疗手段，火作为一种治疗手段，也被大量地使用，比如艾灸，就是一种典型的火疗。

> 人是在获得温饱的前提下，才诞生了各种文明。

> 火作为一种治疗手段，也被大量地使用，比如艾灸，就是一种典型的火疗。

延伸阅读 ｜ "薪""柴"有什么不同

说到火，我再说两个字——"薪"（薪）"柴"（柴）。薪和柴都是引火之物，薪的含义是柴火，比如艾草、秸秆、高粱秆；柴是木头，用柴做的柴火就不一样了，不管是灌木，还是乔木，它的能量比薪高得多。

> 薪和柴都是引火之物，薪的含义是柴火，柴是木头。

延伸阅读｜什么是"阴火""阳火"？对人有什么影响

火可以分成两种，一种叫阴火，一种叫阳火——火也有阴阳之分。

纯粹讲火，只发光不发热的火叫阴火，像萤火虫的冷光，还有墓地里死人的骨头风化以后，其中的磷元素会生成磷化氢，燃点很低，会自燃，在野地的晚上形成鬼火，这些被统称为阴火。而在发光又发热的火里面，还有一种火也叫阴火。比如我们烧木炭，烧煤，包括现在用电，用天然气，也会发光、发热，但它的能量大，对人的辐射影响比较大——长期烤这种火，就会口干舌燥，透支人的阴液或者阴血……

什么是阳火？就是我们用在地表上生长的草、木头、柴点燃的火。我亲自试过不同的木柴，感受过各种木柴的软硬程度、木柴的味道；点燃了有火苗跳跃的木柴；被浸湿了，点燃后光冒烟，烟比火大的木柴；还有烧得通红炙热，没有火苗，只有光辐射的木柴……发现它们对人体的影响都是不一样的。

最好的木头是果木。我们都知道现在烤鸭用果木，带着火苗燃烧的木炭，我们称之为阳光的替代品，接近后感觉身上有一波一波的热浪，和人体产生共鸣、共振，还有驱除风邪、寒邪、湿邪的作用。

我们去四川采药的时候，看到成都平原的西面都是大山，在一些厚朴的种植基地发现当地的山民家里都有一个永不熄灭的火塘，上面有天窗，火塘里面放着一些燃烧的木头，在那儿一直烧。

四川多阴雨，蜀犬吠日，人们劳作一天后浑身湿淋淋的，里面出汗，外面淋雨，回家以后第一件事就是脱了衣服，坐在火塘边上背靠火塘炽背——把后背烤暖。另外烤火也是很好的驱寒保健的方法（当然四川人吃辣椒也是一个驱寒保健的方法）。

我自己的体验，如果火量十足，越烤火越不会干燥，反而唾液会越多，不停地咽唾沫，这其实是由于一股阳气推动了人的津液或者体液的循环。

另外，火疗作为一种疗法，除了艾灸以外，还可以用烤热的石头熨烫自己的身体。据《黄帝内经》记载，用烤热的动物骨头熨烫人体的关节，特别是一些有病的关节，有两个目的：一个是可以把热量带进来，再一个可以把风、寒、湿，甚至其他邪气吸附走，这都是火疗。

现在，火疗的应用范围逐渐变小了，以前中国北方没有暖气，但人们有一个很好的避寒方法——睡炕，睡烧热了的炕是火疗的一种。所以人们无论白天多累多乏，睡一晚上热炕，第二天就满血复活了，生龙活虎。而且以前有炕的人家有个特点——冷屋热炕，炕是热乎的，但屋里是凉快的，不像现在用暖气、空调的家庭，室内温度上去以后，人的头都被热昏了，所以我在冬天经常会治疗一些中暑的病人，这都是养生不当，把正能量变成了邪气的缘故。

> 烤火也是很好的驱寒保健的方法。

> 火疗作为一种疗法，除了艾灸以外，还可以用烤热的石头熨烫自己的身体。

> 人们无论白天多累多乏，睡一晚上热炕，第二天就满血复活了，生龙活虎。

（3）燧人氏的伟大之处之二："观测天象"

燧人氏的伟大之处不光是发明了火，他还会观测天象。

据《尸子》记载（其实"尸"在古代是两个字——"屍"（兲），底下还有一个死亡的"死"（舦）字；另外，古人祭祀的时候，不用泥塑、木偶，而是把一个人摆到那个位置，这个人就叫尸，留下一个成语叫尸位素餐，说的就是坐在那儿一动不动，享受被别人祭祀的状态），燧人氏"上观星辰，下察五木以为火"。这句话是什么意思呢？燧人氏在立春的凌晨，可以看到心宿——大火星，跟太阳同时升起，运用现在天文学的知识和工具，可以推算出这种天文现象出现的年代，也就是燧人氏生活的年代，距今大概17500年。

"代燧人氏"，可以说伏羲氏族的出现取代了用火的人，所以我们说氏是一群人，而不是一个人。

延伸阅读 ｜"庖"不是"厨"

再说一下庖牺氏。前面我说了庖不是厨，在江湖上，有这么一套规矩——一般的屠夫，比如"鲁提辖拳打镇关西"里的镇关西，就是一个屠户，宰杀牲畜兼卖肉。如果一个厨师身兼两职，分工不是特别明确，又宰杀动物又做饭的话，就有一个讲究——他用的刀是分开的。也就是说，杀鸡、宰鹅用的刀和切菜、烹饪用的刀，一定要分开。其中有种敬畏感和仪式感，有种身份的标识。可是江湖上的很多规矩，现在都失传了，被人弃之不用了。

第四章

只有得天命、得人心的人才是王

在古代,如果没有天命的话,你不可能坐到最高位置,也不可能在那个位置坐久。你之所以能当领袖,第一要得天命,第二要得民心。老百姓拥戴你,你才可能那么做。如果达不到这个要求,那只能偷偷摸摸、鬼鬼祟祟地做一些事。

经文：

继天而王。母曰华胥，履大人迹于雷泽，而生庖牺于成纪。

1. 在古代，你之所以能当领袖，第一要得天命，第二要得民心

"继天而王"

接着我们讲《三皇本纪》中的下一句——"继天而王"。

为什么要继天？以前讲君权神授，而在上古、中古时期，神权是大于君权的。也就是说，在古代如果能做一个部落的领导人、君王，他本身就应该是一个大巫，所以"受命于天，既寿永昌"。

在古代，如果没有天命的话，你不可能坐到最高位置，也不可能在那个位置坐久。你之所以能当领袖，第一要得天命，第二要得民心。老百姓拥戴你，你才可能那么做。如果达不到这个要求，那只能偷偷摸摸、鬼鬼祟祟地做一些事。

"继天而王"，"王"在这里是动词，是统治当时中原大地的意思。

> 在上古、中古时期，神权是大于君权的。

> 你之所以能当领袖，第一要得天命，第二要得民心。

2. 伏羲的母亲生在哪里？伏羲生在哪里

> "母曰华胥，履大人迹于雷泽，而生庖牺于成纪"

"母曰华胥"，这句话涉及一个人和两个地名，有的书说伏羲的母亲叫华胥。其实这种解释是错的，华胥不是一个人，而是一个大的氏族的统称。也就是说，伏羲的母亲来源于华胥氏这么一个大家族。

> 履大人迹于雷泽。

这就是母系社会的一个特点——人们只知其母，不知其父。因此附会出很多神话，比如有的人托生于鸟蛋；有的人踩了一个巨人的脚印成孕，然后就生了一个娃……我们千万不要把它演绎成一个神话。

雷泽这个地名在学术界有两个争议，一个说雷泽在济南的南面，也就是相当于现在的山东菏泽；还有一个说雷泽在四川阆中。

这两种说法确实相差得有点儿远。我个人倾向于雷泽在四川阆中这个说法，有以下几个根据：第一，现在通过DNA检测分析，中华民族的祖先是从西向东逐渐迁移过来的。第二，三星堆遗址的发掘和出土给学术界带来了很大的震撼。其实在学术界一直有一个争论——夷夏先后说。现在汉族自称炎黄子孙，上溯到

> 华胥不是一个人，而是一个大的氏族的统称。

> 母系社会的一个特点——人们只知其母，不知其父。

> 其实在学术界一直有一个争论——夷夏先后说。

伏羲、女娲，其文明究竟是汉族跟周边的少数民族学的，还是由汉族创造并传播到了周边的少数民族？我觉得这两种说法都有道理，其实是互补的。

我们可以看到，在三星堆遗址里，人们的长相不同于现在的汉人；而且那些青铜器（包括青铜面具），跟现在中原地区的有很大不同。但对玉的使用，包括玉的形制、功能有相同之处。

看他们的穿着打扮，我个人认为他们应该是彝族人的祖先；而在彝族人的观点中，伏羲是彝族人的外甥。

所以，我认同华胥氏的起源应该是在四川。

后来，华胥氏逐步向北迁移，出四川到了甘肃，所以伏羲有一个重大的祭祀活动是在甘肃天水。天水有一个很大的伏羲庙，周围还有很多伏羲的遗迹如画卦台，还有一些女娲的遗迹。

每年清明节的时候，都有隆重的祭祀活动。

再往后，伏羲逐渐由西向东迁移，最后定都到陈，也就是现在河南周口地区的淮阳。所以在淮阳有一个著名的伏羲遗址——

> 我认同华胥氏的起源应该是在四川。

> 伏羲有一个重大的祭祀活动是在甘肃天水。

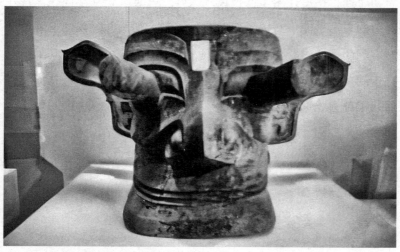

收藏于三星堆博物馆的纵目面具文物

> 伏羲逐渐由西向东迁移，最后定都到陈，也就是现在河南周口地区的淮阳。

太昊陵，据说埋葬着伏羲和女娲。

大概在五六年前，我带着厚朴一期的同学，开车直接奔到了太昊陵。农历二月初二那天，那里有一个隆重的祭祀活动，当时，我们看到一些女子穿着色彩非常艳丽的衣服，围在一起跳一种很奇怪的舞。

当地还有一些祭祀的用具，叫泥泥狗，上面画着各种五彩斑斓的动物形象，据说是女娲造人留下的。当地人说，在孔子那个年代，某次发大水，冲下了一个人的骷髅头，头上有角，大家都不认得。当时孔子纳头便拜，说："你们不知道，这是伏羲的头颅。"后来人们把这个头颅装裹起来，埋在了太昊陵。

生庖牺于成纪。

关于成纪在哪里没有争论，它是中国古代的一个县，其址历史上曾有迁移，但都在今天甘肃省东南，那里至今还有很多伏羲和女娲的遗址和传说。

另外，四川的阆中三面环水，一面靠山，是一块风水宝地。唐朝时期，这里还出了两位风水大师——袁天罡和李淳风。现在春节的来历跟阆中有关，以前汉朝编制太初历的时候，有一位天文学家叫落（là）下闳（hóng），他跟阴阳合历、设立春节都有直接的关系。所以天水、阆中、淮阳这些地方，都值得我们这些后辈子孙去瞻仰、学习。

> 四川的阆中三面环水，一面靠山，是一块风水宝地。

> 天水、阆中、淮阳这些地方，都值得我们这些后辈子孙去瞻仰、学习。

第五章

我们是银河之子

　　我们认为自己是汉人，生活在汉水流域，那汉水从哪儿来呢？中国人把天上的银河叫汉，有句诗读作"天汉回西流，三五正纵横。"所以我们是银河之子。作为炎黄子孙、伏羲子孙，我们应该把这种格局、视野、天人相应的感觉铭记在心。

　　现在，雾霾、城市光污染日益加重，导致我们抬起头看不见几颗星星。按照天文老师齐锐说的，他有一次看到银河灿烂的光芒，居然能在地上照出影子。所以古代是与星汉亲近的、有感应的年代，我们现在确实很难体会到在星光灿烂的照耀下，你作为一个渺小的人——但你又不渺小，因为你跟它们是一个整体。所以那种文明是这么被创造出来的，因此我一直说天文是一切学科的墓穴。

经文：

蛇身人首，有圣德。仰则观象于天，俯则观法于地。

1. 伏羲为什么是"蛇身人首"

"蛇身人首"

（1）学习中医，为什么会出现
"低级红"或"高级黑"

很多人热爱中国传统文化，但学了一些历史文献后，就觉得很崩溃，就像很多人热爱中医，但学了一些中医典籍后，一个是因为自己不懂，再一个觉得记录得很荒诞，就出现了两个现在比较时兴的现象——一个叫"低级红"，一个叫"高级黑"。

"低级红"就是瞎解释，认为中国古人都是对的，所以想方设法去圆这个谎。就像以前有一段相声叫《扒马褂》，讲的是一个人为了借别人的马褂穿，拼命地替旁边的人圆谎的故事。那个人爱说大话，有一天他说："昨天风太大了，把我们家的井吹到别人家去了。"这个谎要怎么圆？后来借马褂穿的人说："风太大了，把他们家的篱笆墙吹过来，结果篱笆墙换了界线，吹到了井那边，就显得把井吹过去了……"

所以我们学中医，一定要实事求是，尽量客观、认真、严肃地对待古人的看法。再加上现在人们的功能退化，感和觉比古人差远了，我们的后天意识比较发达。所以在我们这种粗糙、浅薄的境界上，有人说："这种东西限制了我们的想象力，导致我们很难理解古人。"

> "低级红"就是瞎解释，认为中国古人都是对的，所以想方设法去圆这个谎。

> 我们学中医，一定要实事求是，尽量客观、认真、严肃地对待古人的看法。

（2）伏羲人首蛇身，
是古代生殖崇拜的残留痕迹

所以伏羲人首蛇身这件事，我们需要从以下几个角度来理解。

第一，殖民地思维，认为中国人做的事都是错的，外国人做的事都是对的。比如食物的调料——十三香，名字听起来很土鳖；可给它起个洋名——咖喱，一下子就显得高大上了。所以说人首蛇身好像显得很愚昧、很落后，但一提到埃及金字塔的狮身人面像就觉得很高大、很神圣。

> 现在的人很难理解古人与天地、自然、动物的交流。

第二，现在的人很难理解古人与天地、自然、动物的交流。我们经常说万物有灵，比如现在人们养宠物，跟宠物的感情深了，有了感应，可以互相交流，这是一个很小的例子。举个大点儿的例子，比如驯马、驯军犬，你让它反复做一件事，给它奖励或者惩罚，就形成了所谓的条件反射；这也是人和动物之间交流，也是意识层面的一种交流。

> 人有神，而万物有灵；人和动物，甚至人和植物之间，在远古时代都是有交流的。

在古代不是这样的，我们讲"人得天地之全气"。人有神，而万物有灵；人和动物，甚至人和植物之间，在远古时代都是有交流的。

在伏羲生活的年代，人们从狩猎（狩是人守在那儿，比如挖个陷阱，弄个绳套，等着野兽中埋伏，有点儿像守株待兔；猎是人追着野兽跑）文明逐渐向驯养家畜的阶段过渡。所以在古代，人和动物的交流有另一种方式，这种方式令人匪夷所思，到现在还有残余。

比如蛇没有耳朵，与外界交流靠视觉和嗅觉，响尾蛇靠红外线的热感应感知世界。现在在南方一些蛇出没比较多的地方，比如湖南一带，这里的护林员、蛇医、赤脚医生还保留了古代巫医与蛇沟通的能力——他们进山之前，会在进山口的草上打个结，这样做,毒蛇就不会出来咬人。如果有人被蛇咬伤,蛇医或者护林员会进山找这条蛇,然后点上香,掐诀念咒,这条蛇就会衔着一根草过来。他们把这根草拿回去,拌上其他药物敷在被咬的伤口上,病人就能痊愈。还有一种疗法是把咬人的这条蛇招来,把它牙齿的蛇毒挤出来,然后拌在蛇药里,让受伤的人吃下去,也能痊愈。

因此,伏羲是蛇身人首这件事,我认为是在伏羲生活的年代,人们对蛇有驯养、召唤、驱使的特殊能力所致。

> 伏羲是蛇身人首这件事,我认为是在伏羲生活的年代,人们对蛇有驯养、召唤、驱使的特殊能力所致。

我最怕蛇,看到蛇没有胳膊、腿在那儿游来穿去,看到它的眼睛、眼神,还有身上的花纹,就感到惊骇和恐惧。但古今中外,人们都把蛇当作智慧的象征,所以古人会把类似有蛇的特征的人,附会、比喻成人的一种另类特征。也就是说,在伏羲那个年代,伏羲有这种特殊的本领,这是第一种解释。

第二种解释,以前我说过《伏羲女娲交尾图》,图中下半身是蛇身,两条蛇缠在一起;上半身是人,这是一种隐喻的方式。

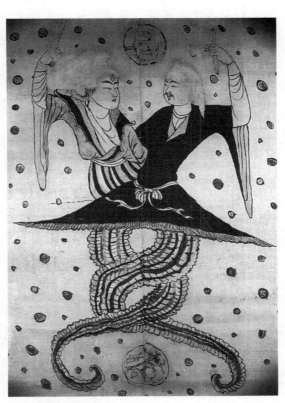

伏羲女娲交尾图

> 古人会把类似有蛇的特征的人,附会、比喻成人的一种另类特征。

我不知道大家有没有见过蛇交尾的场面，它们的生殖器官在后面。和鸡一样——粪道、尿道和生殖道三个是合在一起的，叫泄殖孔。交尾时，雄蛇跟雌蛇缠绕在一起，跟《伏羲女娲交尾图》中是一样的。雌蛇受精以后，会排出受精卵孵化小蛇。所以伏羲人首蛇身，是古代生殖崇拜的残留痕迹，你总不能把伏羲、女娲画成两个裸体的男女在那儿交合，那就成一幅春宫画了，所以蛇身的另一个隐喻是繁殖交合的意思。

在古代传说中，伏羲跟女娲是兄妹，我认为有可能在某个特殊的年代，遭受自然灾害，或者部落被他人入侵，几乎灭绝的时候，兄妹会结合繁衍后代。

还有一种观点认为，伏羲跟女娲是兄妹这种说法是误解，比如人们说少典之子或者华胥之子、华胥之女，其实是后代的意思，并不是说他们是兄妹关系，所以蛇身交尾是一种生殖符号或者图腾。

> 蛇身的另一个隐喻是繁殖交合的意思。

> 蛇身交尾是一种生殖符号或者图腾。

延伸阅读 | **惟妙惟肖：华夏民族使用生肖，是因为发现了一种规律——在某年出生的人，带有某种动物特征**

这个话题可以引申一下，十二生肖为什么选了那十二种动物呢？我觉得跟古人和动物沟通的种类有关。

我们经常说形似叫肖，神似叫妙，有个成语叫惟妙惟肖。华夏民族使用生肖的概念，是因为发现了一种规律——在某年出生的人，会带有某种动物特征，包括面貌、形态、举止、思维方式……

> 十二生肖为什么选了那十二种动物呢？我觉得跟古人和动物沟通的种类有关。

生肖我们一般都从立春开始算，假如一个人从立春开始受孕，经历十月怀胎，生在年末，这叫完全肖（形似）这个动物，所以射手座和摩羯座的人，都是全肖——全像当年的生肖。因此，我个人认为伏羲人首蛇身这件事，如果有第三种解释，可能是说他是一个属蛇的人。

我还看到一种解释——伏羲、女娲交尾的状态，就像DNA脱氧核糖核酸的双螺旋状，说明古人几千年前就认识到了DNA。（这种说法有点儿"高级黑"的意味，扯得有点儿远了。其实，我怕的是"低级红"，这些人表面上信中医、宣传中医、推广中医，其实是把中医低俗化、庸俗化，甚至曲解了。比如古代记载造字圣人仓颉是重瞳。重瞳是什么意思呢？普通人的瞳孔是一个圆圈。有些人生理变异，瞳孔不是一个圆圈，而是一个大圆圈套了一个小圆圈，像小葫芦的形状。古人看到这种情况，起名叫重瞳——两个瞳孔叠在一起。而且古人把瞳孔叫目，眼是眼，目是目。人有两个瞳孔，重瞳的人一只眼睛有两个瞳孔，两只眼睛就是四个瞳孔，所以古人说仓颉是重瞳四目。一帮"低级红"看到这个后，解释成仓颉有四只眼，所以我们看到很多仓颉的肖像，会发现仓颉的两只眉毛底下各两只眼。乍一看，我觉得自己眼花了，还说："仓颉怎么会长这样？"人家还有依据地说："仓颉四目。"这种行为就属于"低级红"，完全扭曲了原意。中医不能这样，一定要有理有据，言之有物。）

2. 古人夜观星象，寻求的是一种天人感应

"有圣德。仰则观象于天"

这句话最关键，是对伏羲的高度评价。

这句话在《兰亭集序》里又得到了重现，王羲之说："仰观宇宙之大，俯察品类之盛，所以游目骋怀，足以极视听之娱，信可乐也。"看来，古代的文化传承是连绵不断的。

（1）"象"是用心去感悟和体会宇宙背后的真相，而非肉眼看到的相

"仰则观象于天"，注意一下"象"字。以前我在很多场合都不停地强调，单立人加一个"象"（象）是"像"（像）。有个成语叫相由心生，被很多"低级红"解释成："你的心灵有多美，长得就有多好看。"换句话说："你长得难看，就是因为你的心灵不美。"完全胡说八道。相由心生，是说人要用心去感悟和体会宇宙背后的真相，而不是肉眼看到的像。

古代的天文学就是抬起头看天，寻求一种天人感应。所以中国古代的天文学与其说是天文学，不如说是人文学。为什么？因为它把存在于中国大地上的人类社会，包括生活制度各个方面附会、比类成天上的星星，比如把北斗说成是天子巡游的车；天上

> 相由心生，是说人要用心去感悟和体会宇宙背后的真相，而不是肉眼看到的像。

> 中国古代的天文学与其说是天文学，不如说是人文学。

有厨房，有祭祀的地方，还有埋葬死人的坟墓……所以在中国观天象完全是天人感应的行为，跟国外的星象学或者是天文学有很大的区别。

现在人们除了用肉眼观测以外，还会借助望远镜——普通望远镜，天文望远镜，还有发射到地球之外的哈勃望远镜。我们看到了什么？遥远的星系、星云，甚至超新星和黑洞。这些都是象。那你感觉到了什么？你感到什么取决于你是什么，你的内心是否丰富，你是否敏感，是否有觉有感有悟。

我讲过一个例子，一张 X 光片是象，但不同的人看了后会得出不同的结论。为什么人们把一张片子从县医院拿到省医院，给省医院的医生看了后还不放心，又拿到北京让北京的专家解读？因为面对同一张 X 光片，内心不同的人，阅历层次不同的人，会得出不同的结论。

换句话说，即便你不观测天上的星星，就观测地上的人，即使面对同一个人——有胳膊、有腿，有肌肉、有经脉，有肉、有皮、有骨，有血液、有体液，有内脏、有骨髓、有脊髓……不同的医生看到的可能都有差别。

（2）星汉灿烂

所以伏羲不是自己凭空创造出的"观象于天"，他也是继承了燧人氏的观点（燧人氏那会儿观察大火星，发现立春那天它会跟太阳同时升起）。而且在古代，人们观星是一项特权，不是随随便便都能观，而是有传承，可能一家几代人甚至十几代人都在观星。而且观星以后得出的结论，让我们用到了中国世俗生活中，比如出现日食、月食，各种行星的变化，皇帝都要做相应的政策调整。有时出现了自然灾害,他就要下罪己诏——因为人们认为星象的变化和生活在地球上的人是息息相关的。这也是中华文明的一个特点。

> **延伸阅读** | **中国人把天上的银河叫汉**
>
> 我们认为自己是汉人,生活在汉水流域,那汉水从哪儿来呢?中国人把天上的银河叫汉,星汉灿烂,"天汉回西流,三五正纵横。"所以我们是银河之子。作为炎黄子孙、伏羲子孙,我们应该把这种格局、视野、天人相应的感觉铭记在心。
>
> 现在,雾霾、城市光污染日益加重,导致我们抬起头看不见几颗星星。按照天文老师齐锐说的,他有一次看到银河灿烂的光芒,居然能在地上照出影子。所以古代是与星汉亲近的、有感应的年代,我们现在确实很难体会到在星光灿烂的照耀下,你作为一个渺小的人——但你又不渺小,因为你跟它们是一个整体。所以那种文明是这么被创造出来的,因此我一直说天文是一切学科的墓穴。

3. 何谓先天八卦、后天八卦

"俯则观法于地"

（1）天文星象的变化，
　　会导致四季、五运六气的变化

"观法"就是根据天文星象的变化来历法。因为天文星象的变化会导致四季、五运六气的变化。

我们都知道伏羲创造了先天八卦，先天八卦看起来很神秘，其实就是《黄帝内经》里讲的"和于术数"的术数的起源，它是认识自然最简捷的方法。也就是说把物质、能量背后的东西以符的形式呈现出来，比如用阳爻"—"表示阳，用阴爻"– –"表示阴，就像要确定冬至和夏至，用阳爻和阴爻表示很简单，冬至用阴爻表示，夏至用阳爻表示。哪天日影最短，哪天日影最长，就是先立两极。

我们经常说："太极生两仪，两仪生四象，四象生八卦。"人们听到这句话觉得特神秘，其实并非如此，只是后人把简单的事复杂化了。所以"太极"先生"两仪"——先确立冬至和夏至。

"四象"是什么呢？有两个阴阳昼夜均分的节气，一个叫春分，一个叫秋分。这时阴爻、阳爻就不够用了，所以需要把两个阳爻摆在一起表示夏至，把两个阴爻摆在一块表示冬至。那么春分、秋分就是阴阳各半，春分的顺序是一个阳在上，一个阴在下；秋分的顺序是一个阴在上，一个阳在下，这就确立了四象。

> 天文星象的变化会导致四季、五运六气的变化。

> 要确定冬至和夏至，用阳爻和阴爻表示很简单，冬至用阴爻表示，夏至用阳爻表示。

> 四立就是我们经常说的八卦中的兑卦、震卦、巽卦和艮卦。

再复杂点儿，冬至、夏至、春分、秋分确立了，还有立春、立夏、立秋、立冬，就变成了八个。这时两道杠又不够用了，就发明了三道杠——用三个阳爻表示夏至（这就是乾卦），用三个阴爻表示冬至（这就是坤卦），用两个阳爻和一个阴爻表示坎离——春分和秋分，离中虚是两阳一阴，坎中满是两阴一阳。其他的四个卦代表了四立，四立就是我们经常说的八卦中的兑卦、震卦、巽卦和艮卦。

说白了，伏羲创造了用符号代表阴阳的方法和用符号表示阴阳能量转化的八卦，这就是伏羲创造先天八卦的本意。

如果再细分的话，阴阳的消长可以用六十四卦表示。比如春分、秋分阴阳各半，你用两阳一阴或者两阴一阳来表示阴阳各半就显得很勉强，这时就需要用更多的阴阳符号来表达——得用泰卦和辟卦来表示阴阳平分的状态，所以用六十四卦把三百六十五又四分之一天均分了，这就叫伏羲的六十四消息卦（所谓消息就是能量的减少、停止、复苏这么一个周而复始的循环）。

> 伏羲创造了用符号代表阴阳的方法和用符号表示阴阳能量转化的八卦，这就是伏羲创造先天八卦的本意。

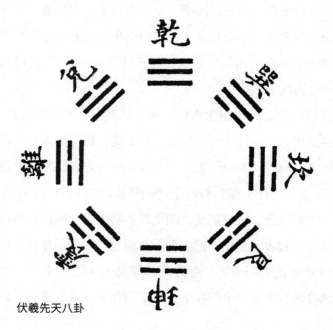

伏羲先天八卦

（2）"近水楼台先得月，向阳花木易为春"
——什么叫时间概念，什么叫空间概念

"俯则观法于地"，还有一种解释是把时空对应起来。什么叫把时空对应起来？就是说人的感受完全用空间来表达，比如你问："现在几点了？"我抬头看了一下太阳，就知道几点了。太阳正当中，就是中午；太阳落山了，就是晚上。还有我们戴的表，是用针走的位置表示时间。这都是用空间来表示时间的行为。但真正的时间背后是什么？时间是人类创造的概念，它的背后其实是一种能量，一种速度。

有的道家老师训练学生，不是靠空间来表示时间。比如晚上在那儿打坐，老师问："现在几点了？"或者问："现在月亮在哪儿？"这就是用先天赋予你的感觉来描述时间。

所以伏羲的先天八卦本来是表达时间能量的概念，后来被广泛运用于对空间的描述，这就衍生出了一个名字——后天八卦。

> 时间是人类创造的概念，它的背后其实是一种能量，一种速度。

> 伏羲的先天八卦本来是表达时间能量的概念，后来被广泛运用于对空间的描述，这就衍生出了一个名字——后天八卦。

文王后天八卦

有人说后天八卦是文王创立的，其实就是把八种卦相分配到了不同方位。

我们现在说的《易经》是《周易》，其实在《周易》之前，伏羲就创造了八卦——用符号来表示我们生活的时间和空间下能量的状态，这是一项伟大的发明。

说起时间和空间，首先说一个词——宇宙（宇是空间概念，宙是时间概念，合在一起我们称之为宇宙），翻译成英文是 universe。

前面讲过，宇宙的背后是能量，换句话说，强大的能量可以改变时间和空间。比如你身上有一个伤口，这是一个空间概念；它什么时候愈合，这是一个时间概念。如果你的正气足，或者在医生调养下，给你用了药物、针刺、艾灸，调动起你的能量，或者给你补充了能量，伤口愈合的时间可能就变短了。

很多时候，当你专心致志地做一件事的时候，就觉得时间过得很快；当你分心、分神，或者不乐意做一件事的时候，就觉得时间过得很慢。

时空对应最简单的例子，就是"近水楼台先得月，向阳花木易为春"，这个空间向阳的和背阴的花木得到的能量就不一样，靠东和靠西得到的能量也是不一样的。所以古人另一个重大的贡献，就是把天的能量赋予地势，用于表示逐渐冷、逐渐寒的能量概念，也就是把八卦放到了地上，于是就出现了后天八卦，其卦相是以中国的中原为中这个方位来确定的。

> 其实在《周易》之前，伏羲就创造了八卦——用符号来表示我们生活的时间和空间下能量的状态，这是一项伟大的发明。

> 宇宙的背后是能量，换句话说，强大的能量可以改变时间和空间。

第六章

为什么万物有灵

　　"近取诸身，远取诸物"是中国古人认识自然的一种传统的方式，这便有了神农尝百草。近现代社会，人们用客观的方法研究自然，按照界、门、纲、目、科、属、种给上亿种不同类型的植物和动物分类。但中国古人不是这样，他们是研究自然界的物体跟自己发生了什么样的关系；我尝了它以后，它是什么样的气，什么样的味，它会对我的脏腑产生什么样的功能，产生什么样的效果。这就叫用身去试物，就是"近取诸身，远取诸物"。

经文：

旁观鸟兽之文，与地之宜，近取诸身，远取诸物。

1. 天道——鸟兽身上的羽毛、皮毛、龟甲等为什么那么好看

"旁观鸟兽之文"

"文"（☆）是鸟和兽身上的羽毛、皮毛、龟甲（龟甲有背甲，有腹甲）或者身上出现的那种自然的纹理。伏羲通过观察这些去体悟其背后的那种能量，体悟天道。

您有没有惊叹过自然之美，自然怎么就能创造出那么好看的颜色，那么好看的花纹……其背后的逻辑是什么，背后是谁在做这件事儿？

举个简单的例子，大家都知道蜂巢，蜜蜂辛辛苦苦把它搭建起来，里面有一个个等边六角形的小房间，蜂蛹就产在里面等待孵化。

蜜蜂是上过学，还是会用尺子，怎么就能造出那么标准、那么好看的等边六角形小房间呢？其实背后还是天道的缘故。我们研究一下就能知道，它们那么做最省力气，而且路径最短，能量消耗最少，这就叫天道。

我们经常说九宫八卦，伏羲的另外一个贡献就是河图洛书——对八卦的另一个发展，我们说的术数之学的数就由此而生，也就是把数字符号跟能量符号对应了起来。这就是术数之学——河图洛书主要的内容。

伏羲是受什么启发的呢？伏羲看到了龟甲九宫的布局后而悟道，所以这叫"旁观鸟兽之文"。

不得不说，古人跟鸟兽的交流，我们现在理解不了。另外，万物有灵，古人又善于观察、体悟大自然的神奇，所以能感悟到这些东西。这两点，我们都自叹不如。

> 蜜蜂是上过学，还是会用尺子，怎么就能造出那么标准、那么好看的等边六角形小房间呢？其实背后还是天道的缘故。

> 伏羲的另外一个贡献就是河图洛书。

> 万物有灵，古人又善于观察、体悟大自然的神奇，所以能感悟到这些东西。

2. 我们选房间为什么爱挑朝向好的

"与地之宜"

这句的意思是因地制宜,我在讲《黄帝内经·素问·异法方宜论》里讲了很多。

纬度决定了春天早来或者是晚走,但是纬度还牵扯到一个高度的问题。云南的纬度也挺低,但是为什么四季如春?因为云南的海拔高,所以"与地之宜"是风水学的开端,或者说是起源。人在什么地方住,选择什么样的方位,中国人选房间总是挑朝向好的,这些都是"与地之宜"。

> 人在什么地方住,选择什么样的方位,中国人选房间总是挑朝向好的,这些都是"与地之宜"。

3. "取类比象,以身试物"——认识世界,到底是客观的还是主观的

"近取诸身,远取诸物"

接下来这句话是讲中国人认识自然的传统思维方式。

这是一个整体概念,人和天地、自然是一体的,有个认识事

> 人和天地、自然是一体的,有个认识事物的方法叫取类比象,或者叫取象比类。

物的方法叫取类比象，或者叫取象比类。什么意思呢？就是长得形似的东西，它们背后肯定有能量、信息等类似的东西。可能是同一种颜色，同一个形状，甚至是同一个味道，这就叫"远取诸物"；"近取诸身"就是观察和摹略周围的事物现象。

所以认识世界，到底是客观的还是主观的？我个人认为还是偏于主观。同样一个东西，不同人吃它的味道是不一样的；你在生病状态下吃，和在没病状态下吃，也是不一样的。比如黄连，黄连很苦，我给很多发高烧的小孩子开黄连以后，小孩子说是甜的；等他烧退了，再喝同样的药，却觉得苦得不行。

所以，"近取诸身，远取诸物"是中国古人认识自然的一种传统的方式，这便有了神农尝百草。近现代社会，人们用客观的方法研究自然，按照界、门、纲、目、科、属、种给上亿种不同类型的植物和动物分类。但中国古人不是这样，他们是研究自然界的物体跟自己发生了什么样的关系；我尝了它以后，它是什么样的气，什么样的味，它会对我的脏腑产生什么样的功能，产生什么样的效果。这就叫用身去试物，就是"近取诸身，远取诸物"。

> 长得形似的东西，它们背后肯定有能量、信息等类似的东西。

> "近取诸身，远取诸物"是中国古人认识自然的一种传统的方式，这便有了神农尝百草。

第七章

不要小看八卦

我们现在习惯性地割裂、片面地认识一样东西。比如中医用麻黄提取里面的麻黄素，麻黄的枝用在身上是可以发汗的，但麻黄根是止汗的，你要去化验，里面的麻黄素是一样的。所以当人们用割裂的方法来认识世界，跟传统的、伏羲创造的这种用阴阳、卦相来表述动植物的能量、空间状态的方法是有显著差异的。换句话说，你身上哪儿疼，这也代表着不同能量的级别，或者不同能量的方向，这是空间；疼痛的发作时间，这是时间。

经文：

始画八卦，以通神明之德，以类万物之情。

1. 用术数推演这件事得到的结论，和自己感悟的结果是一样的

"始画八卦，以通神明之德"

之前，我已经提到了，八卦是画出来的。

其实在文字出现之前就有符号了，也就是说，先有了符才有了字。汉字具备传承的特点，它写出来是符，念出来是咒；它为什么发那个音？为什么写那个样？都是大有讲究的。"始画八卦"（这是伏羲的创造），然后用八卦"以通神明之德"。通神明不靠画，不需要借助于其他工具，而是靠自己进入状态，有那种感觉就行。当你的能量弱了后，不想调动自己的元气做事的话，可以用八卦——用术数的方法推演；推演这件事得到的结论，和自己去感和去悟的结果是一样的。这就是术数的重要含义。

> 其实在文字出现之前就有符号了，也就是说，先有了符才有了字。

> 通神明不靠画，不需要借助于其他工具，而是靠自己进入状态，有那种感觉就行。

2. 我们现在都习惯性地割裂、片面地认识一样东西

"以类万物之情"

前面说了这叫取类比象。归类（取类）是古人认识万事万物的一种大智慧。这个类，形状、外形要相似，气味、颜色要相似，靠这个归类。

比如我们在学中医的时候，会通过五行把一年分为五季，甲乙属木，丙丁属火，戊己属土，庚辛属金，壬癸属水，这五个季节分别代表不同的能量，这种能量又衍生出不同的、具有代表性的东西，比如木主绿，主生发，主曲直，主肝胆，主愤怒，这就是一类。

"类万物之情"中的"情"不是现在人们说的情绪、感情，而是对一种植物或动物的状态的综合描述、表达。

我们现在习惯性地割裂、片面地认识一样东西。比如中医用麻黄提取里面的麻黄素，麻黄的枝用在身上是可以发汗的，但麻黄根是止汗的，你要去化验，里面的麻黄素是一样的。所以当人们用割裂的方法认识世界，跟传统的、伏羲创造的这种用阴阳、卦相来表述动植物的能量、空间状态的方法是有显著差异的。换句话说，你身上哪儿疼，这也代表着不同能量的级别，或者不同能量的方向，这是空间；疼痛的发作时间，这是时间。

以上这些是对伏羲传承之道的一个总结。不要小看八卦，因为它解决了人类思考已久的一个大问题——时空的问题。

> 归类（取类）是古人认识万事万物的一种大智慧。

> 不要小看八卦，因为它解决了人类思考已久的一个大问题——时空的问题。

第八章

尽量把一切落实在白纸黑字上

我们先天的感悟是无法用文字和语言表达的，只能靠心领神会。但对大多数人来讲，不可能做到这一点，那就只能落实到白纸黑字上。所以无论是交易也好，制定契约也好，或者是记载某些事也好，都需要文字的记载。

经文：

造书契以代结绳之政。于是始制嫁娶，以俪皮为礼。

1. 先天的感悟只能靠心领神会

"造书契以代结绳之政"

这句话是说，在伏羲之前，人们还在用结绳记事；我个人认为，这个不大可能。为什么？因为文明不可能在中国只存续了八千年。

书是什么意思？是书写的意思。在古代，有几种书写的媒介，比如竹简、木片、龟甲、牛的肩胛骨，上面记录的文字我们通称为甲骨文。

"书契"是什么意思呢？我们先天的感悟是无法用文字和语言表达的，只能靠心领神会。但对大多数人来讲，不可能做到这一点，那就只能落实到白纸黑字上。所以无论是交易也好，制定契约也好，或者是记载某些事也好，都需要文字的记载。所以书是从符号到文字的进化、发展。"契"（㓞）是什么？现在人们不常见契了，我们用同一张纸写了一份合同，然后把这张纸撕为两半，一人拿一半，最后大家能对在一起就叫契合，这是古代制定合同的一个方法。契约、契合都是从这里来的。还有符契，符就是虎符。

书契的出现表示了文字、文件、书籍的出现，也象征着人类走向一种新的文明。

2. 嫁娶制度有助于社会稳定

"于是始制嫁娶，以俪皮为礼"

> 嫁娶制度的建立，首先表明了父系社会的建立。

在远古，人们嫁娶之前是一种什么状态？据考据表明，就是一种群婚、群居的状态。而嫁娶制度的建立，首先表明了父系社会的建立。

母系社会时期，人们只知其母不知其父，社会关系比较混乱、复杂。女嫁男娶，才建立起一种姻亲的关系（现在人们想结婚，觉得两个人感情好就行了，其实这是不行的。你的家族对你有影响；家族不同意，即使你嫁了、娶了，这辈子过得也不行）。

> 嫁娶制度从父系社会开始，逐渐成为社会稳定的一种因素，联姻成为巩固氏族内部团结和加强凝聚力的方式。

延伸阅读 | 姑表亲叫亲，娘家人叫戚

我们经常说亲戚，其实姑表亲我们叫亲，娘家人我们叫戚，所以古代皇后、王妃这种外戚的势力都比较大。古人说："亲不如戚。"因为亲人有继承权的问题、家产分割的问题。不像外戚，外甥打灯笼——照舅（照旧），舅舅和外甥的关系好得不得了，因为不涉及具体利益的分配。所以这种嫁娶制度从父系社会开始，逐渐成为社会稳定的一种因素，联姻成为巩固氏族内部团结和加强凝聚力的方式。

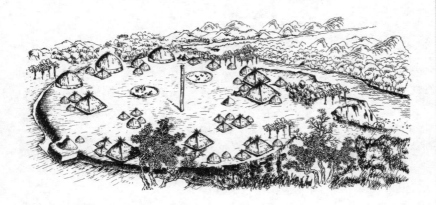

姜寨母系氏族村遗址

"以俪皮为礼",这句是说不是野蛮地去抢别人的新娘,这是强盗、不地道的方法;真正的嫁娶之道是要下聘礼的——经过双方同意,至少双方家族同意,要"以俪皮为礼"。"俪皮"是什么东西?据考证,俪皮是鹿皮,所以聘礼是两张鹿皮。

> 真正的嫁娶之道是要下聘礼的——经过双方同意,至少双方家族同意,要"以俪皮为礼"。

第九章
古人对自然的保护，真是浸透到骨子里的

　　古代真是与天地、自然相互尊重，相互给予的，包括渔樵耕读。樵夫也不是随意地就把一棵正在茁壮成长的树砍了，反而成了一名森林医生——会定时清理那些枯朽的、腐烂的、病弱的树木，以保证整片森林健康成长。所以古人对自然的保护，是浸透到骨子里的。

经文：

结网罟以教佃渔，故曰宓牺氏。养牺牲以庖厨，故曰庖牺。

1. "网"是渔网，
"罟"专指捕鸟的网

"结网罟以教佃渔，故曰宓牺氏"

"网"和"罟（gǔ）"是近义词，"网"是渔网，"罟"专指捕鸟的网。下网捕鱼，一网不捞鱼，二网不捞鱼，这是古人谋生的一种手段和方法，但在古代也行王道。因为讲究遵循自然，所以在结网的时候，一定不能用绝户网，即网眼一定要做大，不能一网打尽。而且捕鱼的时间也有限制，比如鱼要产子的时候尽量少捕鱼，否则就把小鱼全消灭了。

所以古代人类真是与天地、自然相互尊重，相互给予的，包括渔樵耕读。樵夫也不是随意地就把一棵正在茁壮成长的树砍了，反而成了一名森林医生——会定时清理那些枯朽的、腐烂的、病弱的树木，以保证整片森林健康成长。所以古人对自然的保护，是浸透到骨子里的。

"罟"是捕鸟的网，大家都知道鸟是要迁徙的，在迁徙的路途中，人们罩一张大网，鸟看不见，飞进去就被缠住了。商朝的伊尹帮助商汤立威信、收民心的一个方法，就是建议捕鸟时要网开一面。原来在一个山头的四面都布上网，鸟怎么飞？只要进去就会被逮住。伊尹建议网开一面，给鸟类逃生的空间。

"结网罟以教佃渔"。"佃"不是说神农氏开始耕地，而是指大规模地、全部落、全氏族耕地。"渔"就是打鱼。

> 因为讲究遵循自然，所以在结网的时候，一定不能用绝户网，即网眼一定要做大，不能一网打尽。

> 古代人类真是与天地、自然相互尊重，相互给予的，包括渔樵耕读。

2. "庖"是宰杀动物，"厨"是烹饪

"养牺牲以庖厨，故曰庖牺"

从狩猎文明进化到畜牧文明，牧是在草原上放牛、放羊，还有饲养家畜。

饲养家畜的好处，一个是驯化它们，以保证有稳定的食物供给，摆脱饥一顿饱一顿的生活，这是社会文明进步的体现。

"庖"是宰杀动物，"厨"是烹饪，"故曰庖牺"。这是对伏羲所做之事的一个相对全面的总结。

第十章
为什么伏羲以龙应天命，以龙自居

因为传说中伏羲是从四川阆中、甘肃天水逐步向东迁移的，那么他应该是在东边称王、统治天下的，所以人们说他有龙瑞，代表东方青龙。"瑞"是什么？是祭祀时用的一种玉器、礼器。所以伏羲以龙应天命，以龙自居，而且任命底下的官员做事，多以龙的名字命名，所以"号曰龙师"。

经文：

有龙瑞，以龙纪官，号曰龙师。作三十五弦之瑟。木德王，注春令。故《易》称"帝出乎震"，月令孟春"其帝太皞"是也。

1. 只有吃饱穿暖以后，才能上升到高级文明

"有龙瑞，以龙纪官，号曰龙师。作三十五弦之瑟"

这句是对伏羲发展到更高级别的描述：这个龙我们要知道，它并不是一个活在地球上的动物。龙专指东方的一种星象——东方青龙。

因为传说中伏羲是从四川阆中、甘肃天水逐步向东迁移的，那么他应该是在东边称王、统治天下的，所以人们说他有龙瑞，代表东方青龙。"瑞"是什么？是祭祀时用的一种玉器、礼器。所以伏羲以龙应天命，以龙自居，而且任命底下的官员做事，多以龙的名字命名，所以"号曰龙师"。

吃饱了、穿暖了、衣食足了以后，就上升到高级的文明，"作三十五弦之瑟"。

大家记住，所有的乐器在古代都是礼器，都是祭祀用的，是通过乐器调出一种声，产生一种音，营造一种气场，带大家进入一种氛围。所以古人用的乐器都是非常讲究的。

> 龙专指东方的一种星象——东方青龙。

> 所有的乐器在古代都是礼器，都是祭祀用的。

2. 伏羲生活的那个时代，人们纪年是从立春开始的

"木德王，注春令。故《易》称'帝出乎震'，月令孟春'其帝太皞'是也"

> 震就是后天八卦里属于震卦的东边。

东方属木，所以叫"木德王，注春令"。就是制定一种历法，从春天开始，所以《易经》中说："帝出乎震。"震就是后天八卦里属于震卦的东边。

"月令孟春'其帝太皞'是也"中的"月令孟春"

> 那时人们纪年是从立春开始的。其实，不同朝代纪年是不一样的，有时从冬至的那个月开始算，有时从丑月开始算。

是说，那时人们纪年是从立春开始的。其实，不同朝代纪年是不一样的，有时从冬至的那个月开始算，有时从丑月开始算，所以在伏羲那个时候叫"月令孟春"（孟、仲、季是每一季三个月份的次序），所以叫"'其帝太皞'是也。"

第十一章
伏羲活了一百一十一岁

　　学中医要讲悟性，说得具体点儿，学中医需要具备抽象思维能力。

　　什么叫抽象？什么叫具象？一加一等于二是抽象，一个苹果加一个苹果等于两个苹果就叫具象。理论是抽象的，其意义在于它能概括、总结出一般的规律。

经文：

都于陈。东封太山。立一百一十一年崩。其后裔，当春秋时有任、宿、须勾、颛臾，皆风姓之胤也。

伏羲活了一百一十一岁 | 第十一章

1. 河南淮阳是伏羲建都之地

"都于陈。东封太山"

"都于陈"是说伏羲建都于河南淮阳（原来叫陈州，这是一个很有名的地方，有个故事叫包拯陈州放粮，而孔子周游列国时也被困在了陈州）。

"东封太山"，"太山"就是现在山东的泰山。什么是"封"？封是一种祭祀的礼仪——要亲自登山爬上玉皇顶，点燃一堆火。其实这是古代巫师祭祀上苍的一种礼仪；还有一种叫"禅"，是对地的一种礼仪，合起来叫封禅。

封是一种祭祀的礼仪——要亲自登山爬上玉皇顶，点燃一堆火。

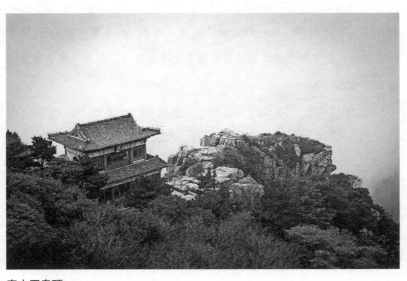

泰山玉皇顶

2. 何谓"封禅"

> "立一百一十一年崩。其后裔，当春秋时有任、宿、须句、颛臾，皆风姓之胤也"

"立一百一十一年崩"，这句话是说伏羲活了一百一十一年，但我感觉伏羲作为一个统治代表，应该不是一个人（当然我们把它固化成一个人，可以先这么理解）。

> 伏羲作为一个统治代表，应该不是一个人。

封禅这个事儿，后有多少皇帝，秦始皇也好，汉武帝也好，唐武则天也好，都在干。其实在伏羲之前就有这个传统，因为后文我会提到，根据封禅泰山的记载，在伏羲之前，甚至在燧人氏的年代就有人封禅，所以这是中华文明的一个重要传承。（封禅是皇帝独有的一种祭祀的礼仪、规格。刘备有两个儿子，大儿子叫刘封，二儿子叫刘禅。有人问"禅"到底是念 chán 还是念 shàn，其实你看刘备大儿子的名字就知道刘备想当皇帝的野心，所以二儿子的名字应该念 shàn。）

> 封禅是皇帝独有的一种祭祀的礼仪、规格。

"任、宿、须句、颛臾，皆风姓之胤也"。意思是有任、宿、须句、颛臾这些姓氏的人，都是风姓的后代。

3. 肉眼看到的并不代表真相

学中医要讲悟性，说得具体点儿，学中医需要具备抽象思维能力。

什么叫抽象？什么叫具象？一加一等于二是抽象，一个苹果加一个苹果等于两个苹果就叫具象。理论是抽象的，其意义在于它能概括、总结出一般的规律。

一加一等于二，这个"一"到底是什么？你伸出一根手指，它是一根指头，却不是一；你拿一个苹果，它是一个苹果，也不是一。所以，抽象的东西是从具象的东西总结出来的。我们祖先的伟大之处在于他们通过看到的具体东西，总结出背后的能量、阴阳转化、数字变化的规律。

说到像和象，我再补充一个例子。中央电视台播过这么一档节目，有一名女协警的父亲是打钟的（在农村经常会丢牲口，因此专门有种职业根据牲畜的足迹去判断其走向，在哪儿停留，最后把牲畜找到），她把跟父亲学的这个东西慢慢运用到了破案上，所以当地的派出所就请她参与破案。破案过程十分神奇——有一次村里丢了粮食，她根据地上的脚印推断出这个人的身高、体重、性别，而且指出这个人的右脚缺两根脚趾，没有第四、第五趾。后来警察把这个人找到了，归案以后问罪犯："你是不是缺两根脚趾？"他哇的一声就哭了，脱下鞋子一看果然是。他说："你说我是贼，惩罚我都行；你揭露我的生理缺陷，我受不了。"

通过这个案例你能得出什么结论？你看到的脚印是像，但一

> 学中医需要具备抽象思维能力。

> 理论是抽象的，其意义在于它能概括、总结出一般的规律。

> 我们祖先的伟大之处在于他们通过看到的具体东西，总结出背后的能量、阴阳转化、数字变化的规律。

个经过特殊培训、修炼的人能在心中成一个真相，然后又落实到他脱了袜子的像，这就叫验证。

所以中国古代形成的这门修身养性的学问，其实就是让人们的内心变得丰富，能"一叶落知天下秋""尝一脔肉，而知一镬之味，一鼎之调"……这是千古传下来的一个方法，而不是非得打开拎出来看；就算你拎出来看，也不知道它背后的东西。

> 中国古代形成的这门修身养性的学问，其实就是让人们的内心变得丰富，能"一叶落知天下秋""尝一脔肉，而知一镬之味，一鼎之调"……

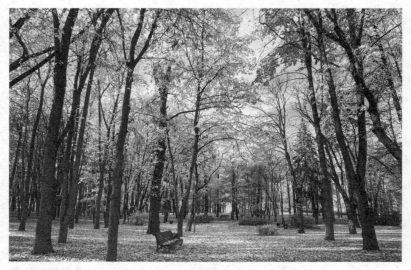

"一叶落知天下秋"

比如你发现一个肿瘤，它为什么长在那儿？其他地方有没有？为什么说它转移了，而不是说它全面地在那儿积累，等某一天集中爆发？就像美国打伊拉克，消灭了萨达姆，结果全国各地冒出了那么多小"萨达姆"。萨达姆在的时候，那些小"萨达姆"去哪儿了？这都是我们要考虑的事。所以，肉眼看到的并不代表真相。

> 肉眼看到的并不代表真相。

4. 为什么人有两只眼睛，两只耳朵，两个鼻孔，一张嘴……

再说一下术数跟真相的关系，可以这么解释——像和象之间有种内在联系，就是数字。怎么理解呢？比如人的脸上有七窍，它是这么排列的：两只眼睛，两只耳朵，两个鼻孔，一张嘴。然后男性的底下是一个阴茎、一个肛门，各一个孔。为什么长这样？上面为什么是双数？底下为什么是单数？

中国古人把肉眼看到的东西变成了卦相——两个属阴，一个属阳。那上面是什么卦相呢？两只眼睛，两只耳朵，两个鼻孔，就是坤卦；底下是三个孔，就形成了乾卦。上面是坤，底下是乾，明显就是一个泰卦。

女性的情况有点儿特殊，女性没来月经之前，跟男性的情况一样，是一个泰卦；到了十四岁"月事以时下"——月经来潮，阴道通了以后，下面就不是乾卦，变成了离中虚——离卦，所以上面是坤卦，底下变成了离卦，卦相就变了。如果女性将来开始哺乳，两个乳头开始分泌乳汁，也变成了窍道，卦相又变了。

因此，中国古人看到这些情形后，通过数字和阴爻、阳爻推断出背后的真相。换句话说，当一个人的一只眼睛瞎了、一只耳朵聋了、一只乳房被切了……会不会影响其卦相的改变？会不会影响其背后的阴阳能量的改变？这就是中国人思考问题的方法。

又比如我们看一株植物，观察它的形态，观察它的根、茎、

> 术数跟真相的关系，可以这么解释——像和象之间有种内在联系，就是数字。

> 中国古人把肉眼看到的东西变成了卦相——两个属阴，一个属阳。

> 通过数字和阴爻、阳爻推断出背后的真相。

叶、花、果实，有的花长出来是四棱的（比如迎春花），有的花长出来是圆的（比如连翘），四棱的花和圆的花内在的阴阳属性是不一样的。

比如中药巴豆结的籽，一个瓠里是三个籽；半夏的茎上同一位置长出的叶子，都是三片……所以这些东西跟它的植株，跟它背后的阴阳、结构、顺序都有关系。

再举一个更通俗的例子——十二生肖。十二生肖很有意思，对应的十二种动物背后的数目是不一样的。从哪看数目不一样？从它们的爪子看就不一样——十二生肖是阴阳奇偶间隔的，比如老鼠，老鼠特别有意思，它的前爪是四趾，后爪是五趾。为什么把它放在子时呢？就是上接阴下起阳。羊、牛、猪是偶蹄动物，现在有种流行病叫口蹄疫，说明偶蹄动物容易得的一种病。

然后再往下，子鼠、丑牛、寅虎，老虎不用说了，是五趾。兔子也特别有意思，它的前爪是五趾，后爪是四趾。蛇不用说了，蛇是什么？蛇是零，所以说蛇是无爪的龙，我们把它归结到偶数。马是圆蹄，所以它是一，是奇数。猴子又是奇数，到了鸡是偶数，到了猪又是偶数。

由此可见，十二生肖是奇偶相临，这也体现了中国古人观察动物、观察世界，远取诸物，近取诸身，体会事物背后神秘真相的智慧。

> 十二生肖很有意思，对应的十二种动物背后的数目是不一样的。

> 十二生肖是奇偶相临，这也体现了中国古人观察动物、观察世界，远取诸物，近取诸身，体会事物背后神秘真相的智慧。

5. 什么叫"河出图，洛出书"

下面我们再说一下河图和洛书的事。

某次，我们带着厚朴三期的学生专门去了洛阳市孟津县，就是龙马负图寺所在之地。传说伏羲在洛水跟黄河的交界处看到了河出图，后来洛水又出了书——河图洛书……

（1）河图就是方位图

河图是什么呢？河图就是方位图，就是把东西南北中分成五份，然后用十个数字去代表它。

具体的解释就是，"天一生水，地六成之"，代表北方；

"地二生火，天七成之"，代表南方；

左边是"天三生木，地八成之"，代表东方；

右边是"地四生金，天九成之"，代表西方；

中间属土，叫"天五生土，地十成之"，代表中间。

以上这些话是什么意思呢？就是把东南西北中五个方位用数字来表达。

我在讲《黄帝内经·素问·金匮真言论》的时候说过，东方生木，木生风，它对应的数字是八。八是从哪来的？就是从河图来的。而且河图是立体概念，因为它有天和地——有上和下、东南西北中。这也是古人的智慧——把数字和方位联系到了一起。同时这个方位受五行的影响，因为它涉及木火土金水，这种影响

> 河图就是方位图，就是把东西南北中分成五份，然后用十个数字去代表它。

> 东方生木，木生风，它对应的数字是八。八是从哪来的？就是从河图来的。

到现在还在我们的生活中有所体现。

我们经常说一个词——九五之尊。九代表地位高，代表中（只代表中，没代表高度；央是最高，接近最高点），所以九五之尊就代表中央，这就是数字的表达。

（2）洛书是什么意思

"河出图，洛出书"，洛书是什么意思？传说大禹治水的时候，一只乌龟驮着类似洛书的图案就出来了。我认为这也是附会，为什么呢？因为无论是河图还是洛书，都在它传承的过程中有歪曲和谬解。

关于河图我接受的观点是，它跟黄河没关系，跟银河有关系。洛书跟彝族人对这个图案的发音有关，音译过来附会成了洛书，这些都是观察银河、星象以后总结出的数理规律。

洛书比河图更细致，它把东南西北及其四个夹角、中间都用数字表示出来，更加精确地表明了九个方位，不像河图把十个数字分配到五个部分。

我以前讲过这个口诀："戴九履一，左三右七；二四为肩，六八为足。"具体分一下它的方位——正南是九，正北是一，中间是五，正东是三，正西是七，西南的夹角是二，东南的夹角是四，东北的夹角是八，西北的夹角是六。

这张图有一个规律——不管是横着、竖着、斜着，加起来的数字都是十五。所以只要记住"戴九履一，左三右七"，基本就能把余下几个角的数字推算出来。

我们经常说九宫八卦，在这九个方格里填上数字，是中国古代分九州、讲天人合一最基本的理论基础。那么为什么这个数字代表这个方位？前面说过，伏羲姓风，另外我们讲《黄帝内经》的时候讲过"天有八风"——不同季节，不同时段，不同方向刮来的风，带来的能量给人的感觉是完全不一样的。其中有"婴儿风""大刚风"……既然它们带来的能量不一样，背后的数理基础也就不一样。这就是伏羲创立的认识自然的方法。

"河出图，洛出书"的"河"应该是观察银河；我觉得"洛"不是指洛阳或者洛水，而是指洛城——现在的四川广汉，四川广汉原来就叫洛城，三星堆古遗址位于此。所以我认为华胥氏——伏羲母亲居住的地方阆中，就是古文明的发源地。

古人观察星象有一个特点——以银河为背景，而且不崇拜太阳，因为人们认为太阳有起有落，它是不定的。因为我们生活在北半球，斗转星移，你只要每天晚上盯着北边看八个小时，就会看到北斗星还有其他星星都在走；如果你做延时摄影，就能看到星星都围着北方的北极星转了一个圆圈。

大家都在动，谁不动呢？就是我们现在说的北极星，古人称之为太一或太乙，只有北极星是恒定不动的。地球有自转，地球又围着太阳公转，这个旋转的幅度在遥远的星空是几十亿，甚至上百亿光年的距离，有的地方就显得恒定不动，这个地方就是我们现在说的北极星。当然有几千年时间形成的岁差。北极星也在变化，我们现在看到的织女星，曾经就做过北极星；大概两万多年以后，北极星又会变成织女星，它在几十年、几百年之内是恒定不动的，我们现在能看到的北极星是勾陈一。所以我们崇拜的是日月星辰，其中的辰就是北辰，北辰就是北极星。

以北极星为中心观察，它的周围有一些相对明亮的星星，出现了洛书的数字分布，这就是洛书的来源。对应到天人感应，对应到地面上的人和事，古人总结为洛书的这几个数字。

> 不同季节，不同时段，不同方向刮来的风，带来的能量给人的感觉是完全不一样的。

> 华胥氏——伏羲母亲居住的地方阆中，就是古文明的发源地。

> 以北极星为中心观察，它的周围有一些相对明亮的星星，出现了洛书的数字分布，这就是洛书的来源。

（3）洛书怎么指导我们的生活呢

那么洛书上的这些数字有什么意义？具体怎么指导我们的生活呢？

① 女人为什么以七为周期呢

举几个例子，我们讲《黄帝内经·素问·上古天真论》的时候，说道："女子七岁，发长齿更；男子八岁，齿更发长。"

意思是男人以八为一个周期，呈现出生命的节奏，由初起到高峰到衰落；女人的生殖功能由七岁开始，到七七四十九岁结束。

女人为什么以七为周期呢？我们观察母鸡孵化小鸡的时候，从开始抱窝到小鸡出生一般是二十一天，而鹅是二十八天。我们观察女人的标准月经周期是二十八天——我行医几十年，只碰到过一两个月经周期从来不乱的人，二十八天很准。

我说过，上次月经是星期几，这次就是星期几，这次的星期对应之后的月经周期刚好是二十八天。很多人搞不清楚，总觉得规律的月经周期是三十天或者三十一天，一个月来一次，其实这种观点是错的。有人提前，有人错后，这些提前、错后表示什么呢？表示你的神是乱的，神的节奏没有跟日月星辰给你带来的节奏。

② 为什么中医开药特别讲究数字

再举一个数理在中医实践中的应用。医生开药的时候会注意阴阳——一般奇为阳，偶为阴。所以如果用一些攻法药，我们选择处方的时候，一般都是用三味药，君臣佐就够了；如果用补益的方法，一般都是用四味药，涉及君臣佐使。

用药的剂量在古代也是很讲究的，它要涉及具体的数字，比如《伤寒论》中的栀子豉汤，为什么栀子用十四枚，杏仁用七十枚，厚朴用一尺半，水用多少升，包括煎药的时间，这些背后都有数理的原因。包括扎针选的穴位，扎针的时长，留针的时长，还有扎针的数目，这些背后都有数理的支持。这些东西到现在几近失传。

③ 如何在平常生活中选自己的幸运数字

最普遍的应用就是中医推算的五运六气，五运六气明显跟数字是有关系的。但现在人们用的是西历纪年，它跟我们的五行五运有的能合上，有的合不上。不能说你在哪年出生，就代表河图里的哪个数字，但可以推算。

怎么推算呢？大家记住，凡是以四、九结尾的年份都属于土。

然后按五行相生就可以往下排，土生金，尾数是五和零那年出生的人，就属于金。

金生水，尾数是六和一那年出生的人，就属于水。

水生木，尾数是二和七那年出生的人，就属于木。

木生火，尾数是三和八那年出生的人，就属于火。

根据这个我们就能推算出自己缺什么、少什么、多什么，然后在平常生活中选自己的幸运数字。

第十二章
做人要做这样的人
——真、至、圣、贤

我在讲《黄帝内经》的时候说，黄帝是长而敦敏，敦敏就是底下肾精足，上面感觉敏锐。所以"圣"字也代表这个含义——口舌伶俐，耳朵灵敏，包括肾精充足。

在古代做圣人，除了行为有范儿外，还要有生理、物质基础。还是那句话，离中虚，坎中满；肾气要足，上面才会感觉敏锐。

经文：

女娲氏，亦风姓。蛇身人首，有神圣之德。代宓牺立，号曰女希氏。无革造，惟作笙簧，

1. 做圣人，除了行为有范儿外，还要有生理、物质基础

"女娲氏，亦风姓。蛇身人首，有神圣之德"

本篇女娲风姓，跟伏羲的姓是一样的，可见他们来自同一个母系氏族（之前讲过，有人解释他们来自同一个妈，所以是兄妹，但我的看法是他们来自于同一个母系社会的部落），女娲也是蛇身人首。

"神圣之德"这句话在讲伏羲的时候跳过去了，说伏羲有圣德，而女娲有"神圣之德"。关于"圣"字，我在讲《黄帝内经·素问·上古天真论》的时候已经讲过，做人要做这样的人——真、至、圣、贤四种人。在不知道这些的时候，我觉得圣人已经很了不起了。但学了《黄帝内经·素问·上古天真论》以后我才知道，原来有比圣人更高级的人——真人和至人。

圣人是什么样的？圣人不是躲在深山老林里不跟大家玩儿，自个儿修行的人，而是积极入世，跟大家同甘共苦，有共同的嗜欲、爱好，而且能为大家引路的人。所以《黄帝内经·素问·上古天真论》中说："其次有圣人者，处天地之和，从八风之理，适嗜欲于世俗之间。"能当圣人的人，你爱吃卤煮，他也能喝豆汁，绝对不是说他喝咖啡就鄙视那个吃大蒜的人，这叫圣人。

"无恚嗔之心"是指不会轻易生气、发脾气。

"行不欲离于世，被服章，举不欲观于俗，外不劳形于事，内

无思想之患，以恬愉为务，以自得为功，形体不敝，精神不散，亦可以百数。"做人要做这样的人，活成这样，真是不枉此生。

我有两位老师，一位是我们学校教研室的教授裴永清老师，一位是我磕过头的师父——老道长张至顺。老道长活了一百〇四岁，我记得他比辛亥革命晚一年出生，辛亥革命是辛亥年，他是壬子年生人。还有一位一百〇四岁高龄去世的是邓铁涛邓老先生。回顾一下这两位老先生的生平事迹，个人感觉有点儿符合《黄帝内经·素问·上古天真论》中说的真、至、圣、贤几个不同级别。

张至顺老道长是修道之人，我觉得应该算真人——"淳德全道，和于阴阳，调于四时，去世离俗，积精全神，游行天地之间，视听八达之外，此盖益其寿命而强者也，亦归于真人"。所以他去世以后，后辈尊称他为张真人。像邓老这样积极入世、救死扶伤、带学生传播中医的人，真的算是圣人。

> 像邓老这样积极入世、救死扶伤、带学生传播中医的人，真的算是圣人。

再说一下"圣"字。"圣"的繁体字"聖"（𦔻）的上面是一个"耳"（𦔮）、一个"口"（𠙵），底下一个什么呢？很多人说底下是"王"（王），其实底下不是"王"，底下是"壬"（壬）。

关于这个，也有一个故事，说的是认字和识字的问题。

北宋建立初年，赵匡胤派了个使者出使钱塘（当时它还不属于赵家）。这个故事说的是什么含义呢？就是到底谁是华夏文明的继承者，或者谁是中华文明的正宗？我们说中华文明传承，它肯定不是血统论，而是一种文化的认同，或者是价值观的认同。在宋徽宗时期，当时宋朝跟很多国家有外交关系，一个是征战，一个是打仗，当时宋徽宗派了一名叫林摅的特使出使辽国。辽国很有意思，实行一国两制，对契丹人有一套行政管理的班子和制度；对汉人又是模仿中原的一套行政管理制度，任用汉人。这种"一国两制"制度使落后的契丹文明逐渐和先进的中原华夏文明

> 中华文明传承，它肯定不是血统论，而是一种文化的认同，或者是价值观的认同。

不断融合。

林摅出使辽国的时候，当时辽国正在建一个用于祭祀和观天象的建筑——碧室，类似中国古代天子坐的明堂，就是之前说的九宫八卦阵型，既能观天象，又能祭祀。辽国大臣邀请林摅一起举杯喝酒，行酒令时说："白玉石，天子见碧室。"

"白"（白）"玉"（王）"石"（石）合起来就是一个"碧"（碧）字，林摅张嘴就对了一句："口耳王，圣人坐明堂。"他把"圣"字分解成"耳""口""王"，结果辽国人直接指出林摅不对，说："你作为一名特使不识字吗？圣人只有'耳''口''壬'，哪有'耳''口''王'？"

这件事特别打脸，堂堂一个来自中原，代表华夏正统的特使，张嘴就说错字，林摅理屈词穷反而恼羞成怒把人家骂了一顿。后来辽国使臣把这件事作为国书呈报在跟宋朝皇帝交涉的文牒上，结果林摅回去就被撤职了。

我觉得这件事很有意思，因为我是大同人，所以我的感慨比较深。北魏鲜卑人占了大同以后作为首都叫平城；鲜卑人占了大同以后，从甘肃接来一批当时西晋八王之乱逃到那里避难的儒生，开始汉化——穿汉服，改鲜卑名字，起汉语的名字，学习汉族文化……这是北魏做的事。当时是南北朝时期，后来北魏从平成迁都到洛阳，接受先进的华夏文明，这是北边异族人干的事。

南方的汉族人在干什么？很有意思，以梁武帝萧衍为代表的一帮人在建寺庙、拜佛，"南朝四百八十寺，多少楼台烟雨中"。梁武帝动不动就把自己捐到庙里，政府再花重金把自己赎出来，整天搞这个。搞到最后，发生了侯景之乱，梁武帝饿死在宫中，也活了八十多岁。

我对这几件事感触很深：如果人们真正热爱自己的国家，热爱自己的文化的话，应该坚守。

> 北魏从平成迁都到洛阳，接受先进的华夏文明，这是北边异族人干的事。

> 如果人们真正热爱自己的国家，热爱自己的文化的话，应该坚守。

壬是什么意思呢?

第一个意思,甲乙丙丁戊己庚辛壬癸,壬是天干的第九个;第二个意思,"壬"在甲骨文里的形状像一张弓（𐤉）,到金文的时候,里面多了一点（壬）,有点儿像缠线的纺锤,后面就引申出担负、担任、任务的意思,再引申出怀孕的意思,妊娠。所以它在这里代表了壬癸,壬癸主水,主北方,主肾。

我在讲《黄帝内经》的时候说,黄帝是"长而敦敏",敦敏就是底下肾精足,上面感觉敏锐。所以"圣"字也代表这个含义——口舌伶俐,耳朵灵敏,肾精充足。

在古代做圣人,除了行为有范儿外,还要有生理、物质基础。还是那句话,离中虚,坎中满;肾气要足,上面才会感觉敏锐。

> 在古代做圣人,除了行为有范儿外,还要有生理、物质基础。

2. 女人的力量不可小觑

"代宓牺立，号曰女希氏。无革造，惟作笙簧"

女娲代伏羲立，"号曰女希氏"，应该是一个家族内部的传承——作为一个女人能不能担任氏族的领导，我觉得答案是肯定的。

我以前讲过，在母系社会，应该是靠体力去狩猎、耕种、发展，为什么要选女人当领导？这就是我们的浅薄限制了自己的想象力。在那种生存条件下，人们没有老虎、豹子跑得快，没有牛、马、象那么壮，又没有爪牙之力，也没有吨位，怎么活下来？所以我们是靠万物之灵，靠会预测、有灵感、敏感的部落领导人指导躲避灾难。现在看来很可笑，海啸之前很多动物都往山上跑，往高处跑；地震之前各种动物都有感觉，都有反应，只有人傻呆呆地还在海滩上喝啤酒、晒太阳。所以在古代，女人靠这种特殊的敏感，就能做部落首领。

在殷墟曾经挖掘出一位叫妇好的女将军的墓葬。妇好的功绩在史书上都有记载，通过挖掘得到了验证。她带兵打仗很威风。怎么看出来她威风？看她打仗用的兵器，包括抓回来陪葬的俘虏，所以女人的力量不可小觑。不是我们想象的那种娇柔无力的、慵懒的、胸大脑袋小的状态。

"无革造"，就是没有革新和新的创造，萧规曹随。前面伏羲怎么制定的治国方略、政策，我完全秉承，没有新的东西；

> 作为一个女人能不能担任氏族的领导，我觉得答案是肯定的。

> 女人的力量不可小觑。不是我们想象的那种娇柔无力的、慵懒的、胸大脑袋小的状态。

再一点就是没有颠覆或者有更大的变革。

一个部族征服另一个部族，或者部族出现内乱的时候，就会出现很多变化。第一个大变化是什么？是历法。你用谁的纪时、纪日、纪年的工具，用谁的方案就代表你服从或认同谁。当年日本侵略中国的时候，到后期就把满洲里和北京等占据地区的时间都拨快了一个小时，按照东京时间来算。你要是不服，就意味着你不接受它的统治，就是要造反。所以历法是最重要的。在伏羲和女娲传承的过程中，我们似乎没有看到很大的变革。

"惟作笙簧"。笙簧是两种不同的乐器，现在大家还能看到笙，我们叫芦笙，它原来的样子是在葫芦上套几支管，然后吹葫芦时按不同的管发不同的声音，这叫笙。现在云南很多少数民族还有笙。

簧是什么？先说乐器，演奏的时候一般都是吹打或者弹拨，或者叫管竹、丝竹。丝就是弦乐，弹拨用的；管就是用来吹的。簧是结合这两个——既有吹，又有弹拨。有个成语叫巧舌如簧，说的就是这个簧。

之前我说过，音乐是古代巫师布道场、营造气氛的媒介，她发出声，人们听到后会在心里形成一种音，达到一种通神的效果。

关于笙簧我考证了一下，这个笙簧是在篝火晚会的时候演奏的乐器。大家都知道，篝火晚会很有意思，很多人都很喜欢，其实篝火晚会是在古代祭祀仪式后的一种交配前戏。篝火晚会后，人们被撩拨起来一种情愫或者情欲，谁看中了谁，就领到哪野合，所以说篝火其实是一种交媾之火。

笙有生殖、繁衍的意思，所以笙发出来的声音就是一种催情的、让人振奋的感觉。还有这个簧最早是模仿鸟兽的声音，现在还能看到这样的猎人，他用这种簧发出雌性的鸟兽的声音，引诱雄性的鸟兽过来交配，然后设陷阱或者用弓箭捕猎。

所以笙和簧代表的就是生育。

我觉得现代年轻人有相亲厌烦症，或者是性冷淡、高冷艳。这种状态的，应该多听听这种音乐。

不同材质、不同形制的乐器，发出的声音是不一样的。击鼓进攻、鸣金收兵说的也是这个意思。我们以前学过《曹刿论战》，里面有一句话是"一鼓作气，再而衰，三而竭。彼竭我盈，故克之"。击鼓给人带来的是振奋、鼓舞、宣发、向上的感觉；鸣金给人带来的是收敛、肃杀、萧瑟的感觉。

> 笙和簧代表的就是生育。

> 不同材质、不同形制的乐器，发出的声音是不一样的。

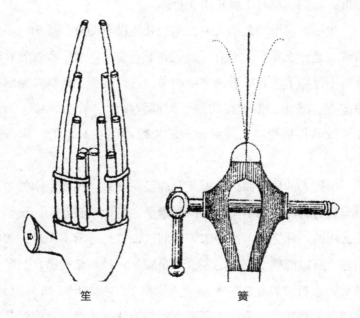

笙　　　簧

3. 中国人的思维高级在抽象思维能力上

> 现在人的退化就表现在抽象思维能力逐渐变差了。

之前我讲了抽象思维能力，我发现现在人的退化就表现在抽象思维能力逐渐变差了。我记得小时候家里没有电视，看电影都很稀奇。那时我们住在大同市迎泽里市委家属大院，在隔壁院里的人家第一次看了一台黑白的9寸电视，刚好是1976年周恩来去世，我们一起看十里长街送总理。

我小时候看的是小人书，那会儿还没有动画、漫画。小人书的特点是什么呢？上面有画面，底下有文字。然后我看着看着就觉得不过瘾了，开始看纯文字的书，这就是明显地从具象到抽象的演变、进化。但现在的孩子们都看漫画，看动画片，加上现在游戏软件的泛滥，导致孩子的思维停滞在具象的、浅薄的欢愉中。

> 现在的孩子们都看漫画，看动画片，加上现在游戏软件的泛滥，导致孩子的思维停滞在具象的、浅薄的欢愉中。

中国人的思维高级在哪儿？高级在抽象。比如京剧的布景很简单，有时演员的手里拿着一根鞭子，就代表骑着马；至于马是什么样的，你完全可以想象。人们就说这是落后不先进，非得加上马。所以能欣赏京剧的人，不是满足一种具象的感官刺激，比如京剧剧目"失空斩"——《失街亭》《空城计》《斩马谡》，故事情节你都知道，为什么还要去听？为什么听得很过瘾？其实追求的不是感官上的刺激，而是在音乐、节拍、戏词还有旋律上通神的那种享受。所以听戏曲有疗愈的作用。

> 中国人的思维高级在哪儿？高级在抽象。

现在，人们都追求感官刺激，拍电影追求声、光、电的特效,还有4D、5D电影——电影院的椅子会动,还能喷点儿水,让人们从各个方面身临其境。

但是,想学中国文化,至少要培养抽象思维能力,培养孩子看书逐渐从图片向文字过渡,最后完全脱离文字。你看字符时,脑海里会出现各种画面,这是一种很高级的享受,而且消耗特别低。

你想想电脑存一张图片需要多少字节?肯定得几M,或者几百M;而存文字只要几K。所以对大脑资源的占用,对肾精的耗损,是读抽象的书损耗得少,还是读具象的东西占据的空间大?但现在大多数人都追求声、光、电感官刺激,没办法。

给大家一个建议,我们现在治疗很多注意力不集中、多动症的孩子,发现他们其实都是从小分神——"狗揽八泡屎"的生活方式,导致现在无法进行正常的生活。所以家长从小就要培养孩子吃饭的时候就专注吃饭,看书的时候专注看书的生活方式。

很多健康的孩子,玩的时候心无旁骛,玩得很尽兴、很专注、很嗨。一个是肾精要足,用的时候要专。多则惑,专则精。这样的孩子就会逐渐培养起抽象思维能力。

抽象思维能力最高的一个体现就是下盲棋——眼前不摆棋盘、棋子,就在脑子里下,而且一步不差。再一个建议大家多听音乐。我们经常组织同学活动,课上完了,大家尽兴地去表演才艺,唱首歌什么的。我发现很多人唱的歌都是半音的,这种歌在古代叫靡靡之音,不是正声。

什么叫不是正声啊?就是说,病态的人会发出病态的声,病态的人会喜欢病态的声。然后你根据他喜欢的歌,唱出来歌的那种腔调旋律,就能判断出他的身心状态是否健康。

现在的歌往往都是表达失恋的、怀念的、悲伤的、要死要活的……这种歌太多了。首先由病态的人唱出来,然后逐渐引起听

> 你看字符时,脑海里会出现各种画面,这是一种很高级的享受,而且消耗特别低。

> 家长从小就要培养孩子吃饭的时候就专注吃饭,看书的时候专注看书的生活方式。

> 抽象思维能力最高的一个体现就是下盲棋——眼前不摆棋盘、棋子,就在脑子里下,而且一步不差。

歌人的共鸣，把大家病态的情绪和心理又加重了，这是一种非常不好的现象。所以听什么歌对人的影响是很大的。因为什么？因为它直接通神。

前面我说培养抽象思维能力，还有一个建议——逐渐培养自己欣赏音乐的能力。初级阶段你肯定是听带词的歌，然后慢慢听那种没有歌词的音乐，同时脑子里想象一种场景。

这种抽象思维能力建立起来以后，会影响人的一生，倒不是为了装高雅，因为真正通神的东西，就是这种抽象的东西。如果将来有机会，我会把厚朴中医的音乐欣赏课和中医的音乐疗愈课开展起来。因为我经历的事儿也很多，我意识到这个问题，并且有意识地找一些阳光的、灿烂的音乐听。因为我个人偏悲观，出生那年水太过，心气、心火不是太旺，所以我喜欢南美的音乐。

我记得有部巴西电影叫《生活之路》，电影里的主人公虽然落魄成那样，但音乐却是那么振奋，所以我们要有选择地听音乐。

我印象最深的是电影《肖申克的救赎》里的哥们儿，他把自己锁在屋里，通过扩音器放《费加罗的婚礼》，那个画面真的非常感人；音乐通过高音喇叭放出去，监狱里所有人都听到了。那些人都是底层的、很低级的犯罪分子，但是这种音乐给他们带来了一种感染。

听了他放的音乐后，瑞德（摩根·弗里曼饰）说了一句话："有一种鸟是永远也关不住的，因为它的每片羽翼上都沾满了自由的光辉。"

第十三章

女娲也是
靠木德来统治天下

　　以前的人结婚早，生孩子早，可能二十年就是一代人，而"世"就是三十年。所以经过数世以后，"金木轮环，周而复始"；因为伏羲是木德，要取代他的人或者朝代应该是金德（金克木），所以叫金木轮环，周而复始，没有变化。因此"特举女娲，以其功高而充三皇"。这是一种说法，也有人把女娲和伏羲并列称为一皇，最后总结为"故频木王也"。

经文：

故《易》不载，不承五运。一曰女娲亦木德王。盖宓牺之后，已经数世，金木轮环，周而复始。特举女娲，以其功高而充三皇，故频木王也。

1. 人生有多少令月、良辰、吉时、吉日、嘉年

（1）令月，符合天道的月份

东汉张衡在《归田赋》里讲："仲春令月，时和气清。"其实，"令月"并不是具体指哪个月份，而是说这个月份符合天道。另外，《礼记》是皇家规范自己生活、行为、举止、礼仪的一部书，其第六篇讲的是月令——每个月该干什么。它把一年分成十二个月，分成四季，立春以后第一个月叫孟春，第二个月叫仲春，第三个月叫季春。

> "令月"并不是具体指哪个月份，而是说这个月份符合天道。

（2）不正之气——春天出现倒春寒、霜雪等

如果每个月的天象和气象完全符合天道，也就是说春天温，夏天热，秋天凉，冬天寒，这叫符合天道，时令不乱。

很多情况下，在春天会出现不正之气，我们称之为四时不正之气。这个不正之气在《礼记》中也提到了，说春天有可能出现夏令——雨水太多，导致草木凋零；也可能行秋令——导致人们出现大的疾病或者流行疫病；还可能行冬令——春天出现倒春寒或者霜雪。如果这个月出现了这种情况，不符合春令的话，就不能称之为令月。

从这个角度来看，令月的"令"的意思和良辰、吉时、吉

> 很多情况下，在春天会出现不正之气，我们称之为四时不正之气。

日、嘉年是一个意思。也就是说，风调雨顺、符合天道的月份叫初春的令月；初春那个月的天道非常正常，就叫景淑风和，或者是气淑风和。所以把两个字联系在一起，就是美好的、吉祥的含义。

现在网络非常发达，有的人通过搜索，发现在《黄帝内经·灵枢·终始篇》里出现了两个字的连用，说的是针灸的一种手法："泻者迎之，补者随之。"如果你知道迎，知道随，也就是说你根据病人的虚实情况，运用合适的补泻手法，这就叫"气可令和"（这里的令是动词，意思是让气血流通、和谐——不突破极限，在一个阴阳平衡的、有规律的限度内运行），所以叫"和气之方，必通阴阳"。

春季有一个节气是清明节，在这时，要祭奠先人、祭扫墓地。节气什么意思？就是说到了这个节点，我们就要换月份了，就会从卯月到辰月；到了第三个月，进入了暮春之初，就是《兰亭集序》里写的："永和九年，岁在癸丑，暮春之初，会于会稽山阴之兰亭，修禊事也。"这就是三月三祭奠先人。

2. 女娲，代表的是一种繁衍和生殖

"故《易》不载，不承五运。一曰女娲亦木德王。盖宓牺之后，已经数世，金木轮环，周而复始。特举女娲，以其功高而充三皇，故颇木王也"

生殖的先祖，不能叫先祖，应该叫先母，因为祖指男人（"祖"(祖)的左边是示范的"示"(示)，表示通天；右边是"且"(且)，是男性生殖器官的符号），所以母系社会的代表人物女娲，应该代表一种繁衍和生殖。

"故《易》不载"的意思是，如果没有出现改朝换代，改天换地，改变历法的情况，《易经》就没有特殊的说明。为什么这么说呢？《易经》其实就是历法。我们现在以为《易经》就是《周易》，其实《周易》之前有《连山》《归藏》两种历法；只要改朝换代，就会改变历法。所以在女娲氏的时候，用的《易》还是伏羲时期的《易》。

"不承五运"是说我们以前把改朝换代推演出一种规律，比如说伏羲是木德，那么要取代伏羲的人肯定是金克木，秉承一个金德。女娲没有取代伏羲，所以就叫"不承五运"。

"亦木德王"的意思是女娲也是靠木德来统治天下的。这个木德体现在哪儿？第一，它定都在东边；第二，它主生发；第三，它崇拜的颜色应该是青色。

盖宓牺之后，已经数世，金木轮环，周而复始。

特举女娲，以其功高而充三皇，故频木王也。（注：宓通伏，为伏羲；牺为庖牺，是伏羲与庖牺的混淆。）

"世"是数词，具体指三十，在这里指三十年。我们经常讲世和代，其实它们是完全不一样的。"世"是数词，"代"是量词。

以前的人结婚早，生孩子早，可能二十年就是一代人，而"世"是三十年。所以经过数世以后，"金木轮环，周而复始"；因为伏羲是木德，要取代他的人或者朝代应该是金德（金克木），所以叫金木轮环，周而复始，没有变化。因此"特举女娲，以其功高而充三皇"。这是一种说法，也有人把女娲和伏羲并列称为一皇，最后总结为"故频木王也"。

第十四章

共工氏为什么撞不周山

共工擅自改变了伏羲的历法,导致"天柱折"——一个测定日月星辰运行的标准,一个支撑点折了。地维是地域的维度,或者是高度,经过共工这么一改,天下大乱。

经文：

当其末年也，诸侯有共工氏，任智刑以强，霸而不王，以水承木。乃与祝融战，不胜而怒，乃头触不周山，崩，天柱折，地维缺。

1. 共工氏想造女娲的反

"当其末年也,诸侯有共工氏,任智刑以强,霸而不王"

在女娲统治后期,有点儿控制不住局势了。所以"诸侯有共工氏"。

共工氏很有名,具体来说,共工氏到现在流传下来的后人都姓龚,就是上面一个"龙",底下一个"共"。而且共工氏被贬谪流放后,居住的地方就是现在的北京密云水库(北京原来叫古城冀州,就相当于现在密云水库、天津蓟县一带)。所以到现在,当地还有一群人的体貌特征有点儿不一样——高大魁梧,他们都是共工氏的后代。

"任智刑以强,霸而不王"中的"任智刑"是什么意思呢?我们讲"智"是人为,也就是后天出现的意识。而古代是神权大于军权,人们后天意识不强,先天的本能或者沟通天地的那种"慧"比较强。所以共工氏就玩小聪明了,开始摒弃或者是反对、忤逆天道,用人为取代天道。

刑,就是不是以德服人,而是用酷吏的行为,现在来讲叫用特务的方法来统治这个国家。本来,统治国家的最高境界应该是征服人心、以德服人,所以这种方式有点儿变态、叛逆。所以就出现了"任智刑以强,霸而不王"。强、霸是什么意思呢?就是靠武力、靠蛮力来控制或者是征服自己的臣民(周围的邻邦)。

> 古代是神权大于军权,人们后天意识不强,先天的本能或者沟通天地的那种"慧"比较强。

> 统治国家的最高境界应该是征服人心、以德服人。

2. 共工氏擅自改变了伏羲的历法，于是天下大乱

"以水承木。乃与祝融战，不胜而怒，乃头触不周山，崩，天柱折，地维缺"

> 女娲在东，而共工在北，代表北方，代表水德，或者是水运。

本来女娲氏以后，应该是正常传位的，木生火——传位给祝融氏，但共工氏"以水承木"，就有点儿逆反。另外可以推算出女娲在东，而共工在北，代表北方，代表水德，或者是水运。而女娲相中、想传位的祝融氏则代表南方（南方还有祝融的崇拜——火神）。结果共工氏与祝融氏打了一仗后，"不胜而怒"。失败了就认尿呗，就服气呗。不！共工氏憋了一口气在心里，"乃以头触不周山。崩"。他以头撞山而亡，也导致不周山崩塌了，出现了一种情况叫"天柱折，地维缺"。这句话不是说共工氏一撞不周山，支撑山的柱子倒了，而是共工擅自改变了伏羲的历法，导致"天柱折"——一个测定日月星辰运行的标准，一个支撑点折了。地维是地域的维度，或者是高度；经过共工这么一改，天下大乱。

第十五章

女娲为什么要补天

　　我们现在看神话传说，其实女娲补天的本意不是这样。本意是什么呢？女娲靠自己的女德或者是德行，要重新把历法正过来。这里我比较认同的一种说法是：女娲补天，应该是补太阳历的历法。在太阳历中，一年有三百六十五又四分之一天，经过四年多一天，这一天要补上，我们管这个叫闰岁。

经文：

女娲乃炼五色石以补天，断鳌足以立四极，聚芦灰以止滔水，以济冀州。于是地平天成，不改旧物。

1. 女娲补天的本意是修正历法

"女娲乃炼五色石以补天，断鳌足以立四极，聚芦灰以止滔水，以济冀州"

延伸阅读 | 闰岁、北斗历、太阳历、
阴历（太阴历）、物候历、人历

我们现在看神话传说，其实女娲补天的本意不是这样。本意是什么呢？女娲靠自己的女德或者是德行，要重新把历法正过来。这里面我比较认同的一种说法是：女娲补天，应该是补太阳历的历法。在太阳历中，一年有三百六十五又四分之一天，经过四年多一天，这一天要补上，我们管这个叫闰岁。

年和岁不一样，我们把固定的太阳历的一年又四分之一天叫一岁，把阴历的十二个月（有时加上闰月，就会超过三百六十五天）叫一年。所以女娲补天补的是闰岁的那一天，这是一个校正。不然每四年多出一天，慢慢多了以后，经十几世、几十世以后，慢慢就会多出一个月、两个月……最后四季就乱了。所以女娲补天补的是这个天。

还有一种说法，我们现在说的历法有几种，一个是北斗历。

女娲靠自己的女德或者是德行，要重新把历法正过来。

年和岁不一样，我们把固定的太阳历的一年又四分之一天叫一岁，把阴历的十二个月叫一年。

> 北斗历——北斗围绕北极星转一圈正好是一岁，以这种方式制定的历法叫北斗历，流传到现在叫"斗杓东指，天下皆春；斗杓南指，天下皆夏；斗杓西指，天下皆秋；斗杓北指，天下皆冬"。意思是杓柄指东就是春天，杓柄指南就是春天，杓柄指西就是秋天，杓柄指北就是冬天，这叫北斗历。
>
> 根据北斗历，彝族人有火把节，还有星回节（北斗从南到北、从北到南回转的时候，要过星回节）。
>
> 太阳历——根据太阳一年四季的升降制定的历法。
>
> 第三个历法是阴历，也叫太阴历。太阴历比较方便，因为到晚上我们一看月亮的形状、位置，大概就知道今天是初几。老百姓用这种历法比较方便，不像太阳历还得测日夜。
>
> 第四个历法是物候历。物候历是什么？是看到植物（比如水仙花开了、梅花开了、杏花开了、桃花开了）、动物（比如大雁南飞）的变化制定的历法。
>
> 其实，最精确的物候历是人历。人历是什么？就是观察人周围的一些动态变化来确定的历法。这种历法的要求特别高，人必须跟天地同步。

女娲炼五色石以补天。

人历，最早我们称之为女娲历。女性代表一种历法，怎么定呢？根据月经周期来定。我说过，正常女性的月经周期应该是二十八天，那么一年就会有十三次月经来潮；十三次乘以二十八天是三百六十四天，距三百六十五天差一天，一年就差一又四分之一天。如果是四年，正好差两天，所以女娲补天也是通过这个来调整历法，这叫"女娲炼五色石以补天"。

我认为共工把历法弄乱以后，女娲又同时恢复了十月历——一年十个月，每个月三十六天，每七十二天算一季，称之为春、夏、长夏、秋、冬，这就是十月历。十月历一共是十个月，三百六十天，留下五又四分之一天干吗呢？分别放在夏至和冬至的两天去过年，所以彝族人的十月历还保留到现在。

"断鳌足以立四极"中的四极是什么？四极就是冬至、夏至、春分和秋分——女娲又把历法给重新确立起来。

至于"断鳌足"这件事，我个人认为，与龟甲、甲骨占卜预测有关。

> 聚芦灰以止滔水，以济冀州。

中国古人发现，我们国家的地形是西北高，东南低，而日月星辰又是往西北方向落下，所以总结出一句话："天不足以西北，地不满于东南。"

在这种情况下，共工氏生活的年代出现了大洪水，所以最早并不是大禹治水，而是女娲治水，"聚芦灰以止滔水"。

这个说起来，大家觉得又有点儿像神话，其实也不是神话。大家可能觉得混凝土的发明，水泥的发明，都是现代的科技使然。其实你考察一下，中国在隋朝的时候，就开始挖掘大运河了。平原上大运河流动还可以理解，但大运河从杭州往北要经过山东的丘陵地区，丘陵地区地势就比较高，尤其在济宁那一块儿的地势就比较高，这个时候水就过不去。过不去怎么办？就要建水坝，在地势高的地方建水坝，然后梯级放水，让水产生流动。考察一下现在济宁的那些水坝，除了底下打桩，上面用大条石外，中间用了很多混凝土。这个混凝土是什么呢？是用石灰加上

我认为共工把历法弄乱以后，女娲又同时恢复了十月历。

最早并不是大禹治水，而是女娲治水。

桐油，再加糯米混合在一起浇铸。干燥以后，混凝土的质量跟花岗岩差不多。

其实，古代传承下来的很多高科技，我们常常觉得匪夷所思，甚至嗤之以鼻，以为那是子虚乌有的东西。古人治理黄河的时候，专门有种黏土叫息壤。息壤有什么特点呢？它遇水就膨胀，所以古人专门用这种土壤建坝。所以说女娲"聚芦灰以止滔水"，这和我前面说的混凝土的制作有关系，就是治水。

很多人做考古研究，认为那个年代没下那么大的雨。其实下雨是一方面，还有一种情况，我们现在要认识到什么呢？四川汶川地震以后，出现个现象叫堰塞湖——地震以后，山体塌方，把原来流通的水道截断了。截断了以后，就形成了一个水库；这个水库又不稳定，蓄水到一定程度后就会决堤；决堤以后这个水库里面蓄的水，一下子就泛滥出去，冲毁周围的农田、房屋，带来很大的灾难。

所以这种大洪水不见得说是天上下雨才会出现，地震、山体滑坡都会造成大洪水。这两年金沙江就出现了好几次堵塞现象，现在人们用工程机械赶紧疏浚，避免造成更大的灾难。所以"聚芦灰以止滔水，以济冀州"（古人根据九宫八卦，把天下分为九州，冀州就是现在的河北大平原）。

> 古人治理黄河的时候，专门有种黏土叫息壤。

> 大洪水不见得说是天上下雨才会出现，地震、山体滑坡都会造成大洪水。

2. 家里的关系协调好了，在外面才能成事

"于是地平天成，不改旧物"

在我们下一篇要学的《史记·五帝本纪》里有句话，叫"父义、母慈、兄友、弟恭、子孝，内平外成"。这是我们经常讲的，诚心、正义、修身、齐家、治国、平天下。

（1）"齐家"的标准："父义、母慈、兄友、弟恭、子孝"

"齐家"的标准有五个：**父义**——父亲仗义。**母慈**——"慈"的本义是为别人的成绩而感到高兴。我们经常说慈悲，悲是为分离而感到痛苦；慈是看到别人取得成绩或者是自己的孩子有进步感到高兴，也就是点赞，叫慈母。

还有**兄友**、**弟恭**、**子孝**三个标准——其中没有提媳妇的事。现在，跟媳妇的关系是"齐家"最主要的方面——叫"内平外成"——家和万事兴。家里的关系协调好了，在外面才能成事。

很多人举反例，好多人家里一团糟，最后闹得一塌糊涂，各种绯闻，可是人家也成功了。中国人说，成功的标准不是那个。是什么呢？是这种成功对你的身心健康是不是有益？你的家里一团糟，即使在外面成功了，对你来说有意义吗？你活得愉悦吗？

> "慈"的本义是为别人的成绩而感到高兴。

> 家里的关系协调好了，在外面才能成事。

这就是我们讲的"内平外成"。

《三皇本纪》里讲的是"地平天成"——天地养育我们，天要风调雨顺，地上万物要顺应天道，"生、长、化、收、藏"的秩序是不乱的。

（2）每个人除了取名以外，应该再取个字

我建议：每个人除了取名以外，应该再取个字，因为名是父母给的，跟你的命一样变不了。而字可以代表自己的愿望、志向。而且中国人多，重名的人太多，尤其王、张等大姓，你随便在街上叫一声，有好几个人回头。如果起个名后再起个字，重复率就不太高了。

> 每个人除了取名以外，应该再取个字，因为名是父母给的，跟你的命一样变不了。

3. 寒食节、清明节、三月三的由来

清明节的前一天叫寒食节，山西很多地方纸巾仍然保留着一种习俗——不动烟火，不吃热食，以此来纪念介子推。

为什么？介子推在晋文公逃难的时候，割下大腿上的肉给他吃；晋文公逃难生涯结束后，介子推由于各种缘故辞官隐居。后来晋文公为了找介子推在绵山放火，把介子推和他的老母亲烧死了……这是一个悲惨的故事。

很多人把三月三跟上巳节混淆了。王羲之的《兰亭集序》中说："暮春之初，会于会稽山阴之兰亭，修禊事也。"过的就是上巳节。上巳节是阳历。但它们的含义是一样的——一个是祭奠先人，另一个是举办歌会。春天是鼓励生发、生育的季节，很多动物都在这个时间前后交配、繁殖，所以说三月三重情、发情，要应时而动。

> 清明节的前一天叫寒食节，山西很多地方纸巾仍然保留着一种习俗——不动烟火，不吃热食，以此来纪念介子推。

> 三月三重情、发情，要应时而动。

4. 女娲抟土造人的真相

> 耕种需要土地，但这种土地要把它变成熟土才能耕种。

后世的神话是女娲捏泥人，拿鞭子一抽就变成了活蹦乱跳的活人，这当然是附会。我理解的真正的抟土造人是这样的，中国人生活在中原地区，我们把中原称为土。我生长在山西黄土高原，黄土高原是怎么形成的呢？西北风把沙漠的浮尘、浮土吹到太行山下堆积而成。耕种需要土地，但这种土地要把它变成熟土才能耕种。土壤并不能生出草木，土是生金的，水才是生木的，所以现在人们用无土栽培，用营养液完全能培养出长得很好的蔬菜和植物。

> 腐殖土才是诞生生命的本源。

那么土的含义是什么？其实土是一种介质，如果土壤变得透气、渗水，并且使很多有机质沉淀，或者微生物在里面生长，土壤就变成了一种培养生命的源头，所以腐殖土才是诞生生命的本源。

那么女娲抟土造人的含义在哪儿呢？我发现现在生长在城市里的孩子，在钢筋、水泥、混凝土的建筑里生长，周围不是硬化的路面就是草坪，很少能见到土。在缺土的环境中生长，会造成一种什么情况呢？造成脾胃虚弱，吸收功能下降，还会无端对很多东西过敏。

> 在缺土的环境中生长，会造成脾胃虚弱，吸收功能下降，还会无端对很多东西过敏。

中国古人很早就意识到了土壤对植物生长的影响。我们现在过度使用化肥、滥用农药、过度耕种，造成土壤失肥、板结，就不透气、不渗水，也不蓄水，导致里面的微生物等活性物质下降。举个简单的例子，我们吃的山药一般都比较粗壮，把它当菜吃，我们就叫它菜山药。真正当药用的是生长在河南焦作地区的垆土山药，这种山药含有丰富的矿物质，因为垆土特别坚硬瓷实，所以长出来的山药比较细，很硬，形象地说都可以当教鞭用。所以一方水土养育一方人。

由此可见，女娲抟土造人的传说基于什么？基于我们对土壤的了解、应用。所以现在对缺土之人，有种方法就是用土治。有种土叫灶心土——以前人们烧火用的柴火灶里要抹上黄泥，为了增加黄泥的黏合性，还会拌上一些秸秆、稻草，经过烧制以后颜色会变深甚至变黑。我们把这样烧过的土敲下来以后，经过处理，就是著名的中药"伏龙肝"。伏龙肝配合其他药物有个方子叫黄土汤，能治吸收不良。

很多人吃什么拉什么。（有种蘑菇叫金针菇，被人戏称 see you tomorrow——今天吃进去，明天拉出来还是那样。）所以碰到这种吃了东西不消、不化、不吸收的疾病，就用黄土汤。

还有一种非常好的食物，是用白术、苍术等土草制成的。土草本身就带有土的性质。在太行山一带，包括山西的很多地方，仍然存在着一些用土草做的面疙瘩，或者用特别细的土炒的面食。这种食物本身就带有很好的健脾养胃、促进吸收的功能。

所以在当时疾病流行、人们普遍营养不良的情况下，我认为女娲抟土造人的故事，其意义在于女娲是用土炮制了一些药物，来拯救了她的族群。

> 真正当药用的是生长在河南焦作地区的垆土山药，这种山药含有丰富的矿物质。

> 碰到这种吃了东西不消、不化、不吸收的疾病，就用黄土汤。

> 女娲抟土造人的故事，其意义在于女娲是用土炮制了一些药物，来拯救了她的族群。

第十六章

女娲之后，
炎帝神农氏继位

神农不是一个人，它是一个氏，是一群人，不然神农尝百草，日遇七十二毒，要是一个人早就"挂"了，这个东西就传不下来了。

经文：

女娲氏没,神农氏作。炎帝神农氏,姜姓。母曰女登,有蟜氏之女,为少典妃。感神龙而生炎帝,人身牛首,长于姜水,因以为姓。火德王,故曰炎帝,以火名官。

1. 神农不是一个人,它是一个氏,是一群人

"女娲氏没,神农氏作。炎帝神农氏,姜姓。母曰女登"

本篇开始讲神农氏。首先要强调神农不是一个人,它是一个氏,是一群人,不然神农尝百草,日遇七十二毒,要是一个人早就"挂"了,这个东西就传不下来了。

女娲氏没,神农氏作。炎帝神农氏,姜姓。

这句话是说神农氏取代女娲而王天下,做了新一代的领导人。祝融和神农有共同之处,取代木德为王的伏羲和女娲变成了火德,所以后面说神农氏又称炎帝。(炎帝出现在这里有点

> 神农尝百草,日遇七十二毒,要是一个人早就"挂"了,这个东西就传不下来了。

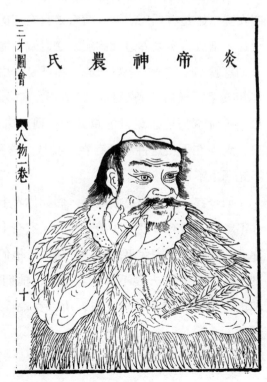

《三才图会》中的神农像

> 神农氏取代女娲而王天下,做了新一代的领导人。

儿滑稽,因为在讲三皇,为什么会出现帝?人们对三皇的归类有不同见解。为什么叫帝?帝是男的还是女的?有个成语叫瓜熟蒂落,其中"蒂"字有个草字头,代表的是女性,代表了繁殖。女性生殖器官的敏感点叫阴蒂,所以我认为"蒂"字代表的是母系社会女性掌权的符号。虽然后来父系社会取代母系社会,沿用了"蒂"字,但它的本义不是这样,所以叫炎帝。)"炎"是两个"火",所以我认为炎帝王天下不是在东方,而是国家的政治、经济、文化中心转移到了南方。

所以神农氏是姜姓,姜姓的来源跟羌有关,如今在四川、青海一带还有羌族。有句诗叫"羌笛何须怨杨柳,春风不度玉门关"。神农氏以姜氏为姓,出生在姜水(陕西宝鸡附近有条河叫清姜水,神农氏出生在这里)。

"母曰女登"说的是伏羲的母亲叫华胥氏,而神农的母亲叫女登,她是有蟜氏之女。黄帝来自有熊氏的一个分支,也就是说这个部族肯定驯养过大狗熊。您对蟜可能不太熟悉,但我说一个词您就知道了——蛊惑人心,蛊就是毒虫。人们养毒虫让它们互相残杀,最后一条毒虫把其他毒虫都吃了,它变成了最毒的虫。巫师就把这条最毒的虫弄死,研成末给别人下毒,这叫下蛊,到现在下蛊这件事还存在。我认为这种方法是非常邪恶的,不光明也不正大。

如今在一些少数民族地区,假如你看上一个美女,但美女对你不动心,就有一套方法把药弹到人家身上,然后念咒语让她对你动心,这都是古代巫觋的一种遗风。他们现在不用这种方法害别人。但是有的夫妻不和,老打架,他们用这种方法调节、调和夫妻关系。蟜是一种毒虫,所以有蟜氏就是一个饲养毒虫的部落。

2. 神农为什么姓姜

> "有蟜氏之女，为少典妃。感神龙而生炎帝，人身牛首，长于姜水。因以为姓。火德王，故曰炎帝，以火名官"

少典是一个大氏族，黄帝的母系跟少典有关，所以很多人说神农跟黄帝是兄弟，其实他们不是兄弟。神农的母亲不知道神农的爹是谁，只好编一个故事——"感神龙而生"。这也是母系社会的一个遗风，不知道孩子的父亲是谁。

接着说炎帝"人身牛首，长于姜水，因以为姓"。

伏羲、女娲是人首蛇身，炎帝是人身牛首——古代巫觋作法时需要布场，需要走一定的步法，最重要的是要戴面具。（京剧里有脸谱，在江西、湖南还保留了一个很重要的巫觋祭祀活动——傩戏，人们戴着各种面具跳舞，随着特殊的音乐、节奏，制造一种特殊的气氛。）所以推测一下，炎帝神农氏巫觋做法时戴的应该是牛头。

姜水在陕西宝鸡，神农以氏为姓，你是哪儿的人，就用它做姓，所以神农氏姓姜。神农氏一共传承了八代，世是三十年，代是一代人；如果生育得早，二十岁左右就可以有下一代，所以神农氏传承了两百余年。

最后说其德性——"火德王，故曰炎帝"。伏羲是木德，神农是火德。

"以火名官"是说用跟火有关的词，比如红、赤等来命名他的下属。

第十七章
神农氏对农业的贡献

　　神农不仅发明了这种技术,而且把这些技术教给了他的子民,大家都学会了这种耕种方式。农耕以后开始定居,不再游牧逐水草而居,而是去打猎、掠夺,固定下来就有了城市,有了宗庙,其他文明就诞生了,这是农耕民族的一大进步。所以"号神农氏",以农耕为职业。

经文：

斲木为耜，揉木为耒，耒耨之用，以教万人。始教耕，故号神农氏。于是作蜡祭。以赭鞭鞭草木，始尝百草，始有医药。又作五弦之瑟。教人日中为市，交易而退，各得其所。

1. 神农氏传下来的耕田技术

"斲木为耜,揉木为耒,耒耨之用,以教万人。始教耕,故号神农氏"

"斲(zhuó)木为耜(sì)"是开始谈神农氏对农业的贡献。原文里有很多我们不熟的字。

"斲"(𢧵),右边是"斤"(斤),"斤"是斧的意思,就是用斧子砍木头。把它做成什么形状呢?这个形状叫"耜",就是铲子,或者跟人们平常用的铁锹一样。我查询了一些图片,看到最早人们用的铲子,是在动物的骨盆上绑一根木头柄,后来用铁器将木头削成木铲子的样子。木头是木,要砍木头得用金,这说明在神农氏的时代已经有了对金属的冶炼和锻造,可以称之为青铜时代。所以,"耜"是铲子的意思。

"揉木为耒(lěi)"中的"揉木"是什么意思?古代有车有轮,车轮是圆的。要怎么做成呢?这就涉及一个工艺——揉木,就是用新鲜的、有水分的木头,经过加压使之弯曲,逐渐做成一个圆圈。标准的耒是两股叉子,中间有凹陷,也可以变成三股,或者变成猪八戒的九齿钉耙。耒是做什么用的呢?种过地的人都知道,种地需要起垅——把平地挖出一道沟。如果是干旱的地方,就把种子种在沟里;如果是雨水多的地方,就把种子种在垅上。起垅最好的农具就是耒。

"耒耨(nòu)之用"里的"耨"是锄草的意思;以前没有杀虫剂、除草剂,都是靠人工把长在田地里的野草除掉。杜

> 在神农氏的时代已经有了对金属的冶炼和锻造,可以称之为青铜时代。

> 起垅最好的农具就是耒。

> 以前没有杀虫剂、除草剂,都是靠人工把长在田地里的野草除掉。

甫有句诗叫"新松恨不高千尺，恶竹应须斩万竿"。就是说你苦心孤诣地种下了作物的种子，它不好好长；边上野草疯长，就需要除草。在古代，只能靠人工除草。锄地本身是一个很辛苦的活儿，我小时候在农村待过，面朝黄土背朝天。锄地还得使巧劲，不能把种的庄稼锄掉，得把野草连根清理掉；而且过个五天、十天，还得再锄一遍。很多国家的农耕技术根本不发达，还处在刀耕火种阶段，放把火烧山，然后撒点儿种子，管它爱长不长，然后有点儿收成。想想那种情况，再看看我们的祖先五六千年前就学会了耕种，真的是值得我们钦佩。

> 以教万人。始教耕，故号神农氏。

神农不仅发明了这种技术，而且把这些技术教给了他的子民，大家都学会了这种耕种方式。农耕以后开始定居，不再游牧逐水草而居，而是去打猎、掠夺，固定下来就有了城市，有了宗庙，其他文明就诞生了，这是农耕民族的一大进步。所以"号神农氏"，以农耕为职业。

我在骨子里对种地有种天然的亲近感，闲着没事看电视的时候，老爱看中央七台——中央电视台农业·军事频道，放农林牧副渔节目。各种养殖、种地、创业故事，我看得津津有味。但你真正到地里干活就知道了，真不是那么容易的。农民的辛苦，真非一般人所能理解的。

旁注：

我们的祖先五六千年前就学会了耕种，真的是值得我们钦佩。

农耕以后开始定居，不再游牧逐水草而居，而是去打猎、掠夺，固定下来就有了城市，有了宗庙，其他文明就诞生了，这是农耕民族的一大进步。

2. "蜡祭"的由来

"于是作蜡祭"

"蜡"有时读 zhà。按阳历算,冬至在的那个月叫子月;到了冬雪进入小寒,就是现在公历的一月初进入小寒,我们就开始叫腊月了。以前人们围猎、打猎,打猎的"猎"(獵)和腊月的"腊"(臘)字形相近。春生、夏长、秋收、冬藏,春夏是不杀生的,等动物吃了很多庄稼,养得肥肥的、准备冬眠的时候去打猎,所以冬天要围猎。

但有了秋收,有了围猎的收获以后,你要感谢谁?古人讲究天人相应,所以会感谢上苍赐予自己这些食物。所以到了丑月,就做很多祭祀用的礼物、食物,古人在大鼎里煮整头牛、猪、羊,作为一种祭祀活动,这叫牺牲。所以蜡祭也说明一件事——作为部落首领,本身也是一位神职人员,是人王也是巫觋,所以他要主持沟通天地祭祀的仪式。能坐到这个位置上,肯定不是一般人。

现在入了腊月,很多地方还保持这个习俗——开始制作腊肉、火腿、腌肉,不是腊月做出来的就不是那个味道。这也是腊肉的由来。如果你用冰箱、冷库制作,就没有那个气。人们到四川经常看到老腊肉,有的挂在火塘上面,有的挂在屋檐下面,有的还长点儿绿毛,看上去黑黑的、油油的。但真正按时令、按古法制作腊肉还是少。

> 春生、夏长、秋收、冬藏,春夏是不杀生的,等动物吃了很多庄稼,养得肥肥的、准备冬眠的时候去打猎,所以冬天要围猎。

> 古人讲究天人相应,所以会感谢上苍赐予自己这些食物。

3. 神农氏最伟大的贡献：教人选择食物，分辨有小毒、大毒的药物

"以赭鞭鞭草木。始尝百草，始有医药"

有人说，赭是暗红色，有种中药叫代赭石，主含三氧化二铁，呈暗红色。神农在尝草木的根、茎、叶、花、果实时，先有一道程序——拿赭色的鞭子抽一下，看它有没有毒。赭鞭对他来说，相当于以前人们用银筷子试饭里有没有毒，是一种自身保护的前期实验。

人们尝东西就是用嘴，其实比嘴更灵敏的是鼻子，也就是我们现在说的闻和嗅，很多人都丧失了这个功能。如今很多人靠意识吃饭，网上说什么有营养，也不管自己闻着香不香、吃着香不香，就按照上面的方法吃，吃到嘴里，甚至哪怕胃痛，也觉得这个好。

我们观察一下动物，动物没上过学，也不会读书，它怎么就那么会吃，而且种族能延续到现在？其实人也是一样，有点儿修行的人，他的嗅觉和味觉是相当发达的。现在粗糙、浅薄、粗鄙的生活方式，限制了我们的想象力，很难理解古代那些健康人是怎么品尝食物和药物的。

举个简单的例子，但凡懂点儿音乐的人，别人弹错一个音符，他就能听出来；但对一个音乐盲来说，别说弹错一个音符，就算倒着弹，他也听不出来。所以古人既然学耕种，就育种、选

种，去选那些适合人们种植，适合长期食用且毒副作用小的食物（任何东西都有副作用，水喝多了照样会中水毒，好多人喝得舌头胖大、有齿痕，伸出舌头后滴滴答答地漏水，这也属于水毒）。

所以神农氏最伟大的贡献是选择食物。再一个就是分辨有小毒、大毒的药物。我们经常说本草，其实本有很多解释。我认同的解释是"本"指木本，指灌木或者乔木；灌木和乔木的区别就在有没有主干。"草"有一年生的草本植物和多年生的草本植物，它的主干不那么坚硬、粗壮。所以《神农本草经》讲的是以草木为主的各种药材，它的气味、口味、性质（寒、热、温、凉），还有它对脏腑的影响，是神农氏传下来的。

另外，"以赭鞭鞭草木，始尝百草，始有医药"。这句话中的"始"用得不对，因为神农距现在不到一万年，难道一万年前没有医药吗？

其实，从燧人氏、伏羲、女娲传承下来的都有医药；一个民族，一个种族，一个族群，如果没有传统的医药呵护、维系，第一很难生存下来，第二很难保证有高度发展的文明（人活了没几岁就挂了，文明怎么延续）。所以"始有医药"的意思应该是到神农那时有了集大成的发展。

> 神农氏最伟大的贡献是选择食物。再一个就是分辨有小毒、大毒的药物。

> 一个民族，一个种族，一个族群，如果没有传统的医药呵护、维系，第一很难生存下来，第二很难保证有高度发展的文明。

4. 古代的贵族，都有很高级的音乐素养

"又作五弦之瑟"

> 琴和瑟最大的区别是瑟的弦比琴多。

我觉得这句话有点儿不对，因为琴和瑟最大的区别是瑟的弦比琴多。琴可以随身携带，一般就"角徵宫商羽"五音来说，有五弦的琴；后来加了少商和少宫，因此是七弦。但不管它有几根弦，都是一块木头配有五到七根弦，它的特点是一根弦可以发出多个音。

瑟就不一样了，伏羲最早制的瑟是三十五弦，最多的是五十弦。由于它的台子比较大，不能随意挪动，就像一架大的三角钢琴，所以一般放在达官贵人家里，作为一种背景烘托气氛。它的

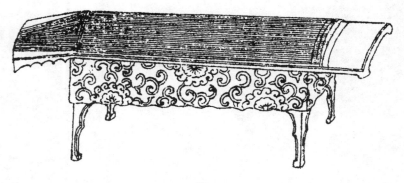

瑟

特点是一根弦发一个音，最多发两个音，所以需要那么多弦。因为弦长，所以固定发出的音就显得比较洪亮。这就是瑟跟琴的最大区别。

其实现在人们很少听到瑟音，但在古代的很多诗词里，都谈到了瑟，曹操的《短歌行》引用了《诗经》里的一句原诗："我有嘉宾，鼓瑟吹笙。"笙相当于葫芦丝——一个葫芦上套几根管，这是女娲的发明。《诗经》中还有一句话叫"琴瑟友之，钟鼓乐之"。实际上古代的贵族，都有很高级的音乐修养。

再说一下筝，筝就是现在弹的古筝。古筝的特点跟瑟一样——多弦，有二十五根。还有人认为把五十弦的瑟一分为二，就变成了筝，每根弦有一到两个音比较固定。瑟和筝都比较大。

我们听过的音乐有单弦的，还有三弦的，日本寺庙边上有卖艺的，弹着日本特有的三弦，听着很悲、很凄凉。我们弹的琵琶也是，琵琶、二胡、羌笛，这些都是从西边传过来的乐器。所以五弦之瑟到底跟琴有什么区别，不好说。

> 实际上古代的贵族，都有很高级的音乐修养。

> 琵琶、二胡、羌笛，这些都是从西边传过来的乐器。

5. 因为有了商业，社会变得更进步、更文明

"教人日中为市，交易而退，各得其所"

> 商业交易流通，最大的特点就是互通有无，按照人们的需求，配给各种物质资源。

这句话里的"各得其所"很高级，道家的治国理念是"各从其欲，皆得所愿"。所以"日中而市"，一个是生产力比较发达，人们有了富余的东西，通过交易，以物易物；或者是后来出现了固定的衡量价值的货币，让人们的欲望得到了充分的释放、满足，进而导致社会分工的进一步明确，使社会更进步、文明更高级。

以前统治者重农抑商，为什么？其实就跟古代给女人缠足是一样的道理，为了统治你，他只好限制你们的自由。而商业交易流通，最大的特点就是互通有无，按照人们的需求，配给各种物质资源。

> 坐贾行商，贾就是坐在家里，客人上门来做生意；商人不一样。

延伸阅读 | 商和贾的区别是什么

在古代，商人叫商贾，商和贾的区别是什么？坐贾行商，贾就是坐在家里，客人上门来做生意；商人不一样。白居易有著名诗句"商人重利轻别离，前月浮梁买茶去"。商人需要走动。所以在古代，有坐堂

医——医生开间诊所，病人找医生看病；也有游方医——他们走街串巷摇串铃，告诉人们自己是医生。

古代的重农抑商政策，其实就是希望通过土地把人拴住，让你不得流动迁徙。

抑制商业，是因为商业发达了以后，商人会获利；获利了以后，就会形成自己的势力、阶层，至少会有商会，就会跟统治者去抗衡，甚至威胁国家的统治。

我们看明朝的沈万三，清朝的胡雪岩，山西的晋商，当时互通有无到什么程度呢？他们做国际贸易，而且在山西出现了票号，出现了最早的证券、信托，到最后都被官家一股脑全收拾了。

收拾的原因很简单，他们形成了一种新兴的资产阶级势力，威胁到了封建统治。但事实上，我个人认为，这种商业的流通极大地满足了人们的各种需求，极大地解放了生产力，因为社会分工越来越细，很多人不仅能坐在那四体不勤，五谷不分，还能吃到各种粮食、蔬菜、瓜果和肉。

遗憾的是，这种"日中为市，交易而退"的商业氛围诞生得那么早，最后被扼杀得也是那么彻底。所以改革开放以后，国家重新恢复市场经济，让人的需求成为市场，让一双无形的手配齐各种资源，这么做的效率是最高的，而且产生的效果也是空前的。

第十八章
神农对卦象的贡献

伏羲画八卦（八卦有先天八卦，表示太阳、时间；还有一个后天八卦，表示方位）。到了神农的时候，就演绎成了六十四爻——六十四卦，含义就更加丰富了。

所以我们现在读的《周易》，在神农氏之前叫《连山》；《连山》之前叫伏羲《易》——《归藏》，它对阴阳符号的运用是有传承、有变化的。

经文：

遂重八卦为六十四爻。初都陈，后居曲阜。立一百二十年崩，葬长沙。神农本起烈山，故左氏称"烈山氏之子曰柱"。亦曰厉山氏，礼曰"厉山氏之有天下"是也。

1. 将先后天八卦演变成六十四卦

> "遂重八卦为六十四爻。初都陈，后居曲阜。立一百二十年崩，葬长沙"

神农的另一个贡献是"遂重八卦为六十四爻"。

我在讲伏羲的时候说过，伏羲画八卦（八卦有先天八卦，表示太阳、时间；还有一个后天八卦，表示方位）。到了神农的时候，就演绎成了六十四爻——六十四卦，含义就更加丰富了。

所以我们现在读的《周易》，在神农氏之前叫《连山》；《连山》之前叫伏羲《易》——《归藏》，它对阴阳符号的运用是有传承、有变化的。

（1）神农建都曲阜，最后活了一百二十年

初都陈，后居曲阜。立一百二十年崩，葬长沙。

"初都陈"跟"太暤"是一样的，是在河南周口的淮阳建都，后来迁到了曲阜（fù）（曲阜诞生了孔子。孔子出生在丘山，所以名为孔丘，字仲尼，仲是老二的意思。但曲阜出名不光是因为孔子，孔子距我们才两千五百多年，曲阜有名是因为神农在这里居住过）。"立一百二十年崩"。神农比太暤活的时间还长——一百二十年，尽其天年了。我认为，神农氏肯定不是一个人，这里把他当成一个人去写了，死后"葬长沙"。湖南有一个炎陵县，是埋炎帝的地方，书中记载的是湖南的省会长沙。

八卦有先天八卦，表示太阳、时间；还有一个后天八卦，表示方位。

神农氏肯定不是一个人，这里把他当成一个人去写了。

2. 神农的主要活动区域——厉山

> "神农本起烈山,故左氏称'烈山氏之子曰柱'。亦曰厉山氏,礼曰'厉山氏之有天下'是也"

这里的"烈"有几种写法,一个是烈士的"烈",还有列车的"列",还有的写成"厉山"。"故左氏称"——左丘明写的《左氏春秋》中称"有烈山氏之子曰柱为稷",《礼记·祭法》中称之为"厉山氏",并说"厉山氏之有天下也"。

厉山到底在哪里呢,有很多说法,各地都在争,我个人倾向于它在南方的说法。因为神农起于姜水,所以应该在宝鸡;然后继承伏羲、女娲,建都在河南周口淮阳;其实他的主要活动区域已经偏南了,所以我认为是湖北随州。随州有厉山,应该跟神农有关。

> 随州有厉山,应该跟神农有关。

我专门去过随州,随州出名是因为两点:第一,它有神农的祠堂;第二,随州是古代随国,这里出土了曾侯乙的墓,考古学家还挖出了大编钟,还有二十八星宿的棺椁(guǒ),尤其是那个编钟。想想看,古代一个普通的诸侯,就有这么高级的乐器,这么高的音乐品位,确实值得惊叹。

> 古代一个普通的诸侯,就有这么高级的乐器,这么高的音乐品位,确实值得惊叹。

第十九章
神农也是圣人

到周室的时候,神农氏的后裔还在朝廷担任很重要的职务。而且古代实行分封制,诸侯掌管一方领土,收他人的税,养自己的家人,甚至有的诸侯还有自己的门客、军队。

经文：

神农纳奔水氏之女曰听妃詙为妃，生帝魁。魁生帝承，承生帝明，明生帝直，直生帝牦，牦生帝哀，哀生帝克，克生帝榆罔。凡八代，五百三十年，而轩辕氏兴焉。其后有州、甫、甘、许、戏、露、齐、纪、怡、向、申、吕，皆姜姓之后，并为诸侯，或分掌四岳。当周室，甫侯、申伯为王贤相，齐、许列为诸侯，霸于中国。盖圣人德泽广大，故其祚胤繁昌久长云。

1. 神话，其实代表的是一种情怀和理想

"神农纳奔水氏之女曰听訞為妃，生帝魁。魁生帝承，承生帝明，明生帝直，直生帝牦，牦生帝哀，哀生帝克，克生帝榆罔。凡八代，五百三十年，而轩辕氏兴焉"

这句话的意思是，神农娶了听詙（bá）为妃，生了帝魁……传承了八代，每一代帝王在位时间长达七十年。

> **延伸阅读 | "精卫填海"**
>
> 有个成语叫精卫填海，传说精卫就是炎帝的女儿，也不知道她到底是哪个帝的女儿，她到东海玩耍的时候被淹死了，结果魂魄就化成一只鸟，不停地从山上衔石头、木棍往海里扔，要把大海填平报仇雪恨。
>
> 春秋战国时期，有一些很悲壮的故事，这些故事是士阶层表达自己意愿的寓言。在那个年代，我们可以看出来，他们是不以成败论英雄的，而是为了自己的一种理想，为了心中的一种大义去奋斗。
>
> 精卫填海，现在我们想想都觉得不可能，感觉

※ 春秋战国时期，有一些很悲壮的故事，这些故事是士阶层表达自己意愿的寓言。

※ 他们是不以成败论英雄的，而是为了自己的一种理想，为了心中的一种大义去奋斗。

> 精卫有点儿不自量力。还有，读《列子·汤问》中的《愚公移山》："太行、王屋二山，方七百里，高千仞……"然后愚公每挖一锹土，运到渤海边上，来回就得一年。这是一件多么不可能完成的事，但他们就这么做了，所以这是一种情怀和理想。

还有一个人也跟炎帝有关。鲁迅有句诗叫"刑天舞干戚，猛志固常在"。其实鲁迅引的是陶渊明的诗句。这个刑天是谁？据说刑天是炎帝手下一名大将，非常勇猛，后期炎帝、轩辕氏两个氏族开始争夺统治权时，刑天就被俘了。但他被俘以后坚贞不屈，后来被黄帝（轩辕氏）砍下了脑袋。但他被砍下脑袋以后，还拿两个乳头当眼睛，拿肚脐眼当嘴，一手执着大斧子，一手执盾牌继续打仗（"舞干戚"中的"干"是盾牌，"戚"是大斧子）。这就是一个坚贞不屈，被人砍头以后还屹立不倒的英雄。

刑天是一个坚贞不屈，被人砍头以后还屹立不倒的英雄。

2. 炎帝的后胤有哪些

"其后有州、甫、甘、许、戏、露、齐、纪、怡、向、申、吕,皆姜姓之后,并为诸侯,或分掌四岳。当周室,甫侯、申伯为王贤相,齐、许列为诸侯,霸于中国。盖圣人德泽广大,故其祚胤繁昌久长云"

炎帝统治中国,共传了八代,他的后代有州、甫、甘、许、戏、露、齐、纪、怡,还有向、申、吕,吕的后代可太多了,"皆姜姓之后"。

并为诸侯,或分掌四岳。

从古开始,中国对三山五岳的崇拜就代代相传。五岳我们都知道,东岳是泰山,西岳是华山,中岳是嵩山,南北两个岳都叫衡山(恒山),只不过是两个衡(恒)字不一样,南岳是权衡的"衡",北岳是永恒的"恒"。五岳代表祭天的最高点。

当周室,甫侯、申伯为王贤相,齐、许列为诸侯,霸于中国。

到周代的时候,神农氏的后裔还在朝廷担任很重要的职务。而且古代实行分封制,诸侯掌管一方领土,收他人的税,养自己的家人,甚至有的诸侯还有自己的门客、军队。

> 从古开始,中国对三山五岳的崇拜就代代相传。

> 古代实行分封制,诸侯掌管一方领土,收他人的税,养自己的家人,甚至有的诸侯还有自己的门客、军队。

最后总结为一句话,"盖圣人德泽广大,故其祚胤繁昌久长云"。在这里,把神农也称为圣人,"祚"代表根基和后代(我记得在北京朝阳门附近有一个牌坊,上面刻着四个字——永续国祚,意思是国家的根基、人脉永远能够传下去)。"胤"的意思是后代的绵延、DNA的传承。

《三皇本纪》就讲到这里,剩下的一段不讲了,因为文献考古和文物考古,加上天文考古要结合起来,下面那段让人有点儿匪夷所思,因此我们放到以后,有了新的考古证据再讲。

> "胤"的意思是后代的绵延、DNA的传承。

第二十章

中医认识世界的方法

神农氏最伟大的贡献,就是创立了一种让人去感觉、品尝、体悟、感悟药的正确观念,其中恒定不变的东西就是药性。药性是恒定不变的,那么用在不同的人身上,加上人性,再参考天时、地利等因素,便一起产生了一个东西叫药效。

1. 如果人是对的，那么世界就是对的

（1）"夏虫不可以语冰"——人的价值观、层次、格局、能量不一样，很难达成共识

神农氏跟伏羲的传承，我在讲伏羲的时候说过。中国古人创立了一种认知世界的方法——先把自己调对了，然后用自己去感知、感觉或者感悟这个世界。

有一个类似鸡汤的故事，说一个家长教孩子拼世界地图，没一会儿他让孩子自己玩儿，然后出去办自己的事去了。等他回来后，发现孩子已经把世界地图拼好了。他觉得很奇怪，就问孩子："你怎么知道非洲、欧洲、太平洋……这些大洲和大洋是怎么排列的？"

孩子说："我根本就不知道世界地图是什么样的，但拼图的反面是一个人的像，我就按照那个人的像去拼世界地图。"

如果人像是对的，那么世界地图就是对的，由此得出一个结论——如果人是对的，那么世界就是对的。

我在讲星象的时候说过，看同一片星空，如果人不一样，感觉到的东西都不一样。所以所谓唯物的、科学的认知，就是找了一个最大公约数，让大家看到的大概就是那样，但这跟世界的真相差得很远。

所以从神农尝百草来讲，我们先讲一个道理——人的认知层

> 中国古人创立了一种认知世界的方法——先把自己调对了，然后用自己去感知、感觉或者感悟这个世界。

> 如果人是对的，那么世界就是对的。

次真是差别很大。比如层次低的人碰到任何食物,他首先考虑的是能不能吃,怎么吃,是把它炖着吃、煮着吃还是炒着吃……因为层次低的人基本的食欲还没有得到满足,所以满脑子想的都是怎么吃。

我以前看过张贤亮写的《绿化树》,还有莫言写的小说,他们在书中都描述过小时候挨饿的经历。所以在饮食温饱没有解决的情况下,你想让人有更高层次的追求,甚至诞生一种文明,那是不可能的。比这种层次高一点儿,人才会考虑自己有什么用。

我们现在学书法、茶道等看似无用的东西,很多人就觉得很奇怪:"你们学这个有什么用?"俗话说"夏虫不可以语冰",人的价值观、层次、格局、能量不一样,很难达成一种共识。

现在,很多人的奋斗目标,就是我要做一个有用的人,能为别人所用。道家就比较高级了,他们已经超脱了能不能吃能不能用的状态。追求什么呢?追求自己的本性。如果为人所驱使,做削弱、违背、伤害自己本性的事,那绝对不做。在古代,很多人说尧让位给许由,许由却跑了,很多人觉得许由这是在装,其实他不是装,每个人的价值观不一样。

(2)中药在"没用"和"把人吃死"之间,还有我们不知道的很多药效

说到中药,现在绝大多数人第一反应就是"这个药有什么用"。有了这种想法后,药就会走两个极端,一个是没用,一个是把人吃死。

药在"没用"和"把人吃死"之间,其实有很多细微的、因人而异的、因时而异的、因地而异的效果。怎么去把握?想通过

现在所谓的 FDA，或者其他药品认证，必须让它出现一种明显的、固定不变的效果。其特点就是它的正作用毫无疑问，同时副作用也很强。

所以中药的特点是什么呢？没有明显的作用；换句话说，没有明显的疗效。但一位高明的中医大夫，就能让你不会用或者用了无效甚至有害的东西，发挥其本性，进而产生效果。

那么中医是怎么把握的呢？上古的真人、先辈传下来一套认识药的方法，虽然药的效果是不一定的、是可变的，但总有一个不变的东西。

神农氏最伟大的贡献，就是创立了一种让人去感觉、品尝、体悟、感悟药的正确方法，其中恒定不变的东西就是药性。药性是恒定不变的，那么用在不同的人身上，加上人性，再参考天时、地利等因素，便一起产生了一个东西叫药效。

（3）钉子除了有把东西钉在一起的作用，还有什么是你不知道的

可能很多人觉得以上讲得很烧脑，我讲一个简单的例子您就懂了。

比如钉子，我找了一个钉子，你马上就问我："它有什么用？"很多人都会回答："可以用来钉东西。"

当然这是钉子的用处，但钉子的用处就局限于这点吗？

如果你了解钉子的本质，那么它的用途就可以无限扩大。第一它是金属，可以导电；第二它是铁，可以在空气中发生氧化，产生铁锈；还有，钉子的味道偏腥、偏咸，有人居然会嘬一口钉子，然后下一口酒——可以作为食材的一种辅佐。所以我们用铁

锅炒饭，跟用铝锅、不锈钢锅炒出来的饭不一样。

钉子还可以用来做什么？钉子还可以伤人，但消毒以后还可以救人——假如你长了一个大脓疮，可以用钉子划开排脓、清疮……

由此可见，如果你觉得钉子只能钉东西，那就太局限了。之所以它有那么多用途，是因为我们了解了它的本性，它的质，它的量，它的分子结构以及形状。

> 如果你觉得钉子只能钉东西，那就太局限了。

（4）韩信这个人有什么用

再举个例子，韩信这个人有什么用？韩信如果在市井，跟小流氓一块混，他就是钻裤裆的低级小流氓，你说他有什么用？

后来他投奔项羽，也不被重用，于是他就成了一个看仓库的。最后跑到刘邦那里，也不受赏识，做了一个很低级的小官，忍不了跑了，然后被萧何月下追回来，追回来后封坛拜将，成为横扫天下的大将军、开国功臣。刘邦死后，韩信被吕后设计陷害给处死了。

看到上面的故事，你说韩信这个人到底有什么用？韩信到底有什么用，取决于你对他的了解，取决于你给他打造的平台、给予他生长的环境。

> 韩信到底有什么用，取决于你对他的了解，取决于你给他打造的平台、给予他生长的环境。

讲上面的例子是为了说明，以神农氏为代表的中国古代圣人，给医者们创造了一套了解事物本性的方法。我们不要妄自菲薄，要把自己调对了，好好去了解、挖掘这些药，之后给它一个无限广阔的平台去发挥药效。

> 我们不要妄自菲薄，要把自己调对了，好好去了解、挖掘这些药，之后给它一个无限广阔的平台去发挥药效。

（5）麻黄这种虎狼药该如何用

再举个例子，麻黄在中药里算是虎狼药（正作用大，副作用也大的药），那么它到底有什么用？

现在中医课本都按照西药的模式来写中药，不谈药性，一说就是药效——麻黄有什么用？麻黄能发汗、平喘、利水。

但是很多时候，有人吃了麻黄就是不出汗；有人吃了麻黄会心慌（如果麻黄煎煮不去沫，百分之百的人吃了会心慌）。

用麻黄为什么没有效呢？因为麻黄的本性是什么你不了解，然后就根据书上记载的来使用。这种做法是不对的。其实麻黄的疗效是在特定情况下产生的。

如果碰到一个外感风寒、身体疼痛、身热无汗、高烧，同时不伴有嗓子疼，不伴有出血症状的病人，医生可以让他服用麻黄汤，而且需要配上杏仁、甘草、桂枝等才能起到作用。所以麻黄有时会发汗，有时就不会发汗，有时吃了以后会利尿。

曾经有一段时间，欧洲一个国家发明了减肥药，主要成分就是麻黄，人们吃完药以后不停地尿尿，最后导致体重下降，其实尿出来的都是体内的精华。本来麻黄是用来治病救人的，但到某些根本不了解麻黄本性的人手里，就变成了一种毒副作用很明显的虎狼之药。

另外，如果光说麻黄能发汗、平喘、利尿，那你又小看麻黄了。中医治疗骨髓炎、阴疽时，病人服用的阳和汤里会用麻黄。其实，麻黄还有活血化瘀的作用，有的人吃完麻黄后不出汗，而是流鼻血。如果医生给一个有胎盘前置、有流产先兆的孕妇开麻黄，那不就是害人吗？

麻黄可以产生那么多作用，但它有着恒定不变的特征——它的性质（性温或性热）、气味（麻黄有种辛香的味道，吃到嘴里会有种类似吃到花椒的麻的感觉)。

它的性质是不会变的，然后麻黄的气味也是不会变的，你闻到它是什么味道，吃到嘴里就是什么味道。然后，再体会它的归经——在什么剂量、剂型的情况下，在什么样的煎煮环境下，对你的哪条经、哪个脏、哪个腑会产生作用。

这就是一种细微的观察和体悟，这就是《神农本草经》记载下来，然后传给我们的东西。这是中医最宝贵的内容。但到后世，人们慢慢忽略了对药性的把握，而总是片面地强调它的作用。

2.《神农本草经》的药物分类法是"以人为本"

《神农本草经》失传了很久，在南北朝时陶弘景对它进行整理，出了一本书叫《名医别录》。

陶弘景在整理《神农本草经》的过程中，发现它的原貌是这样的——一共记载了三百六十五种药。为什么是三百六十五种药呢？（这叫上合天道。一年有三百六十五天，也就是说我们认识草木，从来都离不开天地、自然的大环境。其中的三百六十五种药以人为本的分类方法是最先进的。而现在的分类叫科学分类，比如界、门、纲、目、科、属、种）。

明朝出了李时珍，他是伟大的医药学家。他把药物的分类，从《神农本草经》那种"以人为本"的分类方法，改成了"科学"的分类法。所以很多人认为这是一种进步，在我眼里却是一种落后。

《神农本草经》是怎么分类的呢？它不管你是什么样——我亲自品尝药草以后，我根据它对身体产生的影响和效果，总结其本性，这叫以人为本。

我们觉得光线很神秘，研究不清楚，但是光线通过三棱镜以后，会变成七种颜色——赤、橙、黄、绿、青、蓝、紫。这就像人去品尝各种药物以后，对它们进行归类——药性、气味、归经，还有升降浮沉，这就把一个完全复杂的事物简单化了，这就是中国人认识世界的方法。

> 我亲自品尝药草以后，我根据它对身体产生的影响和效果，总结其本性，这叫以人为本。

（1）上品药养命，可以久服，近乎无毒

《神农本草经》把三百六十五种药物分成了上、中、下三品。上品药一共是一百二十种。有什么作用呢？它为什么叫上品药呢？

这些药可以久服，主养命，而且应的是天道，最大的特点是久服不会伤人。"服"是什么意思？我在跟梁冬对话《黄帝内经》时说过，现在人一说服就是服药，拿嘴吃。不对。在古代，服有多种含义，有一种是挂在衣服里面，作为香囊，类似服气——闻那股味。比如在《神农本草经》里有很多玉石，玉石的东西怎么吃？很多人认为就是磨成玉屑，有的人就吞那个东西。那不是胡闹吗？跟吞金自杀没什么区别。因为这些人不知道玉是佩服用的，是挂在身上，保护自个儿心神、心气的。

> 在古代，服有多种含义，有一种是挂在衣服里面，作为香囊，类似服气——闻那股味。

《神农本草经》里的上品药有一百二十种，我们现在用的人参、甘草、大枣等都属于上品。地黄也属于上品（地黄生用叫生

地；晒干了叫干地黄；把它久蒸、久晒，蒸煮以后从苦味变成甜味，就叫熟地黄。大家都知道的六味地黄丸、金匮肾气丸里都有地黄）。我们把这些药叫君药，而且这些君药是养命的——顺应你的天命，而且久服后会增强感知天地的能力。

> 君药是养命的——顺应你的天命，而且久服后会增强感知天地的能力。

（2）中品药养性，是上品药的辅助药，多少有点儿毒副作用

中品药是什么？中品药也是一百二十种，作为上品药的辅助药（是辅助，不是辅佐；辅是顺应它，佐是反着它）使用。

一百二十种中品药为臣，它不是养命了，它养的是性。

上品药是应天，养性的药是应人，而且多少会有点儿毒副作用，有的毒偏大有的偏小，用的时候需要斟酌。所以离开了剂量说一个药有毒没毒，那都是扯。比如白水无毒，你喝的剂量大，照样会中毒。

> 中品药也是一百二十种，作为上品药的辅助药使用。

中品药在人有病的时候拿来攻邪，能快速地扶正，调整五脏的虚实关系。有人老说吃什么对身体好，问题是对你哪个脏好；如果对脾脏好的话，对肾脏就不好。如果没有明确的诊断你就用药，会冒很大的风险。

比如我们现在常用的当归、黄连、麻黄、白芷、黄芩、百合、龙眼——其中黄连很苦，但我告诉你，发高烧的孩子吃黄连就是甜的；等烧退了再吃又是苦的，这就是药性。还有，黄连泻心，病人心里有实火、有实热的时候吃黄连没问题，而正常人吃黄连就有点儿痛苦。吃轻微的剂量会胃疼；如果过量的话，时间长了就会产生抑郁和厌世的情绪，越吃越觉得活着没意思。

> 上品药是应天，养性的药是应人，而且多少会有点儿毒副作用，有的毒偏大有的偏小，用的时候需要斟酌。

其实，很多人喝苦丁茶，或者减肥茶，也会有这种情绪。

（3）下品药主治病，毒性偏大，不能久服

下品药是一百二十五种，它经常被用来当佐使药，其实也可以用来做君药。如果你身上的邪气实，可以用这种药以毒攻毒，对付身体里那些邪恶的东西。所以下品药主治病，但绝对不能久服。比如吃麻黄汤，出了汗就要停药；如果不停地吃，最后就会伤正气。现在，有些人把阿司匹林当点心吃、有些人当成终身服用的药吃，吃得身上冷汗津津的，腋毛都脱落了，还继续吃，这就是把药当食品吃。我在很久之前就提醒过我的很多病人：不要这么吃药。

现在科学已经证明，吃阿司匹林会导致胃肠道出血，会损害胃肠道，还会导致广泛性、弥散性出血，也就是说阿司匹林不能常吃。

下药是主治病的，不仅有毒，而且毒性偏大，因此绝对不能久服。比如我们经常用的大黄、巴豆、附子都是毒药。没有相应的病症去吃下药，就是对自己元精、阴液、元气的一种损伤。

总的来说，《神农本草经》最大的贡献，除了介绍单味药的本性、气味、归经，治病的适应证和效果外，还提到了配伍，其实这已经不是说单味的药了，已经上升到《汤液经法》讲到的方子了。所以《神农本草经》提到了把两种药加在一起，有可能出现一加一大于二、一加一小于二，也有可能互相抵消作用的情况（抵消作用不是一件坏事，比如把生姜跟附子、半夏一起用，就能减弱附子和半夏的毒性，避免对人体造成伤害）。

3. 治病求本——枝叶末梢上出了问题，要从树干上解决；防病、养生要求根，就是从肾精入手

有一年，我带着厚朴三期的同学去四川采药，结果挖到了一棵胆南星，胆南星长得很粗壮。当时一位同学把胆南星的块茎掰开，看见跟百合似的，他就尝了一口，立马整个嘴和嗓子都肿起来了，这是会要命的。当时我们在四川虹口厚朴种植区的一个农家乐里，我赶紧让老板找了一块生姜，让他放到嘴里嚼，嚼完以后，肿很快就消了。

《神农本草经》里记载了很多药物的配伍关系，有的药适合单用，比如说以人参为材料的独参汤，效专力宏。

对那些过于辛热、辛散的药，为了制约其毒副作用，我们就会用跟它相须、相使的药。在药物炮制的过程中，我们会用一些醋去喷制，比如我们会用醋来炮制香附；还有补肾的菟丝子，我们就用盐炒一下。总之，药之间的君臣佐使，相生、相克关系，在《神农本草经》里得到了具体的应用。

《神农本草经》里总结了药物之间的七种关系——单行、相须、相使、相畏、相杀、相恶、相反，由此，诞生了现在流行的十八反和十九畏——有的药最好不放在一起用；如果放在一起用，其毒副作用会变得更大，这就是《神农本草经》的贡献。

我们现在学《神农本草经》，如果忘记古人的本意，总是想

> 对那些过于辛热、辛散的药，为了制约其毒副作用，我们就会用跟它相须、相使的药。

> 《神农本草经》里总结了药物之间的七种关系——单行、相须、相使、相畏、相杀、相恶、相反。

找出符合西方药标准的中药，那就等于是舍本逐末，最后搞得中药变成了毒副作用特别大的药。

比如很多人发烧、血压高，其实这是身体给你的一个预警，告诉你出问题了。发烧本是身体自我修复的一个过程，现在人们把高血压和发烧当成敌人去消灭它；你发烧，我就不让你烧，我用各种手段让你不烧——从物理降温敷冰块，到使用各种抗生素。最后倒是不烧了，症状没了，但留下了更大的隐患，急性病治成了慢性病，慢性病治成了需要终身服药的病……

人们得反思一个问题——我们在对疾病的认识，解除疾病带来的痛苦这个过程中，是不是出了问题？

中医说，"治病求本"（"本"是树干的意思）。什么意思？如果你发现树的枝叶末梢出了问题，一定要从树干上去解决。中医还有个特点——治病能除根。根和本不一样。本是树干，在地面；而根在地下。

我总结出一个词——诊病求末，因为很多疾病是在细枝末梢上先表现出来的，所以我们要从细枝末梢、微细的角度发现问题，这么做就能预防疾病，提前诊断疾病。

治病求本，枝叶末梢上出了问题，要从树干上解决；防病、养生要求根，就是从肾精入手，从养精蓄锐、独立守神入手，这就是我们中医的逻辑和解决问题的方法。

> 我们现在学《神农本草经》，如果忘记古人的本意，总是想找出符合西方药标准的中药，那就等于是舍本逐末，最后搞得中药变成了毒副作用特别大的药。

> 很多疾病是在细枝末梢上先表现出来的，所以我们要从细枝末梢、微细的角度发现问题，这么做就能预防疾病，提前诊断疾病。

4. 医生的目的是恢复人的自愈能力

前面讲了《神农本草经》，简单地说了中医认识自然、认识药物的方法。

其实，中医是通过认识药性来治病，治病讲究的是因人而异。跟现在通行的追求普适性的药效是不同的，这其实是一个思维方式的问题。

比如中医给一个人开的方子有效，而得了同一种病的另外一个人冲进来说："为什么我吃了没效？"因为那个药就不是给他吃的。

为什么会有这种差别，因为人跟人是有区别的，即便是得了同一种病，对于不同的人治疗方法也是不一样的；另外，很多人只追求明显的效果，对那种副作用小，见效慢的治疗方式就理解不了。

我为什么要说轻微的影响？因为中医治病，是通过药物、针刺、艾灸等手段，去调动人的正气——营气和卫气，以此来治病。所以这种刺激绝对不能太大，目的就是唤醒、激活病人的自愈能力。

> 中医是通过认识药性来治病，治病讲究的是因人而异。

> 即便是得了同一种病，对于不同的人治疗方法也是不一样的。

延伸阅读 | 什么是归经呢

其实，归经很简单。比如吃了生姜、高良姜以后，你会觉得胃里暖暖和和的；吃了当归，还有一些红花桃仁后，会觉得小肚子暖暖的；吃了薄荷、蝉蜕等药，你会觉得眼睛是清凉的……

这就说明，在一定剂量下，我们使用某些特定的中药，会对人的某些脏腑、经络产生作用，这就是中医的精细之处。中医的学问就是在这个基础上建立起来的。

在一定剂量下，我们使用某些特定的中药，会对人的某些脏腑、经络产生作用，这就是中医的精细之处。

《五帝本纪》篇

第二十一章
黄帝的生平

　　一个沟通天地鬼神的人，怎么会仅仅停留在聪明状态？我去瞻仰黄帝陵的时候，看到他的石碑上就刻了《史记》里的原话，而没有刻《黄帝内经·素问·上古天真论》里的那句原话——"昔在黄帝，生而神灵，弱而能言，幼而徇齐，长而敦敏，成而登天"，意思是黄帝取代炎帝，成为统治中国的新一代君主。

经文：

黄帝者，少典之子，姓公孙，名曰轩辕。生而神灵，弱而能言，幼而徇齐，长而敦敏，成而聪明。

1. 《史记》记载的历史,从黄帝到汉武帝,上下有两千五百多年

在讲《五帝本纪》之前,我先讲一下《史记》,这是一部伟大的著作,鲁迅称其为"史家之绝唱,无韵之离骚"。《史记》的作者是西汉的司马迁,他生活在景帝后期,基本上全程陪伴了汉武帝当皇帝的阶段。司马迁是历史学家,他的父亲叫司马谈,是西汉的太史令。按照司马迁的记述,他们家的历史可以追溯到两千多年前。在黄帝的孙子颛顼(zhuān xū)帝的时代,他们家族的人就负责思天、思地——观察天象,记载历史。

我们现在用很悲催的方法研究历史,一说司马迁就是公元前

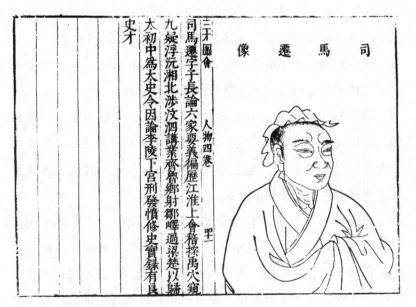

《三才图会》中的司马迁像

145年生人——公元纪年法跟我们有什么关系？

所以我们现在推算的话，司马迁距我们将近两千二百年，而司马迁距黄帝是两千四五百年，在这个历史大背景下，我们再去了解一下司马迁。

司马迁从小受到很好的家教，据他自己说，十岁就可以通读《尚书》《春秋》《左传》，幼承家学；他年轻的时候被派做监军，从西安出发，足迹遍布江淮和中原地区（我小时候看过一本书叫《调查研究的故事》，其中记述了司马迁专门到开封城下，观察被黄河水浸泡过的痕迹，因为他记载历史，开封曾经是魏国的首都）。后来他又担任监军出使西南，就是在云南、四川等地工作。所以司马迁不光是读万卷书，而且行了万里路。到他大概二十岁的时候，父亲去世；三年之后，他承袭父职当了太史令，继承父亲的遗志，把父亲没有完成的工作做好。

司马迁不仅是一位非常优秀的历史学家，而且文笔优美，堪称文学家，同时还是一位非常优秀的天文和历法专家。

所以从经历，从家传、家门，从个人才华来说，司马迁确实是一个不可多得的人才。才高往往被人嫉妒，他记载的历史，从黄帝到汉武帝，上下有两千五百多年。但他的历史观，包括他对历史事件的描述本身，不太符合汉武帝的意思。

我们知道，汉武帝是有雄才大略的人，北伐匈奴，西拓西域，南扩疆土，确实是一代伟人。但他之前有文景之治，推崇无为而治，休养生息，积累了厚实的财富和人脉。汉武帝偏于狂躁，容不得别人提不同的意见。

当时出了一件事，有个著名的将军叫李广，他的孙子叫李陵。李陵主动请缨出击匈奴的时候，断了粮草被围困，最后被俘，投靠了匈奴。这件事成了一大罪过，当时汉武帝要诛杀他全家——中国古代的价值观里，是容不得投降这种事的；对战俘来讲，基本上就是"你为什么不去死""你活着相当于一种背叛"……这种扭曲的价值观确实很让人寒心，他去打匈奴又不是为了报私仇。所以当时司马迁力排众议，为李陵说了几句公道话，结果被汉武帝惩治，定了死罪。

在汉朝有赎罪的条例，你交多少钱就可以变成死缓或者无期徒刑。还有一个办

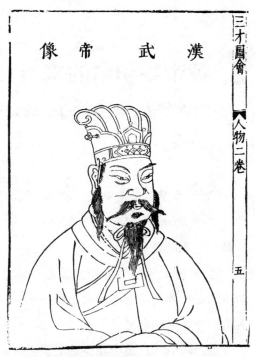

《三才图会》中的汉武帝像

> 司马迁力排众议，为李陵说了几句公道话，结果被汉武帝惩治，定了死罪。

法是，如果犯人同意接受肉刑——宫刑（被切除睾丸和部分阴茎，相当于太监做的手术），也可以免除死罪。结果司马迁的家里没什么钱，到后期，他就含垢忍辱，接受了腐刑（也就是宫刑）。（古代这种刑法非常残忍，非常恐怖，男人有去势，女人有幽闭——用一个小木槌击打女性的耻骨联合，击打以后韧带就松了，经脉气血被阻断，女人的子宫就会脱落；到了三度脱垂，整个子宫就会脱落到体外，使女人丧失正常的性交、生育功能。）

后来，他在写《报任安书》时提到自己受腐刑以后，整个冲脉被阻断，阳气虚衰，出现整天身上冷汗津津、疲倦乏力的状态。但在这种状态下，他还在编书——当然，他对汉武帝的怨恨也流露在了《史记》里。后来汉武帝没杀司马迁，说《史记》是谤书。

其实汉武帝本身的作为，包括晚年受巫蛊之乱，把亲儿子都杀了，都是自作孽的结果。

> 其实汉武帝本身的作为，包括晚年受巫蛊之乱，把亲儿子都杀了，都是自作孽的结果。

2. 黄帝姓和名的来历

"黄帝者，少典之子，姓公孙，名曰轩辕"

《五帝本纪》是《史记》的第一篇，讲的第一个纪是黄帝纪。

"黄帝者"，在这里，黄帝是帝号，只是对其权位的尊称，不是一个人的名字。

"少典之子"，我们之前在讲神农的时候提到过，神农氏的母亲是少典妃，所以少典也是一个氏族，或者是一个家族，或者是一个地区的名号。

很多人认为，黄帝是少典之子，神农也是少典之子，他们会不会是兄弟？事实是他俩所在的时代相差了五百多年，这完全是望文生义，"子"只是后代的意思。

"姓公孙"，姓是母系社会的遗存和符号，而公孙这个姓到现在还有。《水浒传》里有个英雄叫"入云龙"公孙胜，是一位道家人物，他可以呼风唤雨、驱神役鬼。还有一种植物叫公孙树，专指银杏，它是雌雄异株的植物；如果是单独一棵公树或者母树，就不能结果。公孙树一般都是爷爷种下来以后，到孙子那一辈才能享受到果实。银杏果核的果仁就是中药里面的银杏，也叫白果。中医把它作为一种很好的药物来使用，专门补肺气，间接补肾，能治疗虚喘、气短、上气不接下气等症状。另外银杏还能乌须黑发（注意吃银杏要去芯）。

还有一种说法是黄帝姓姬，因为黄帝出生在姬水，就像神农氏姓姜，是因为他出生在姜水一样，以出生地作为姓。现在姓姬

> 姓是母系社会的遗存和符号，而公孙这个姓到现在还有。

> 银杏果核的果仁就是中药里面的银杏，也叫白果。中医把它作为一种很好的药物来使用，专门补肺气，间接补肾，能治疗虚喘、气短、上气不接下气等症状。

的人还有很多，而且在黄帝的很多传承里，有些经典秘籍也是在姬姓家族中口传心授，秘密流传。

"名曰轩辕"，如果这句解释为名为轩辕，我觉得有点儿不正确。轩辕是什么？"轩"是古代车上的小棚，好像轿车，轿车就是有轿子在车上面；"辕"是骡、马、牛驾的车前面的两根横木。所以轩辕应该代表一群人——造车的人。我们都知道，黄帝发明了指南车，而且古代打仗的时候，不是骑马打仗，而是马拉着车打仗，所以"名曰轩辕"。

还有人说黄帝叫有熊氏。对此有两种解释：第一，据说河南新郑上古时就叫有熊，它是一个地名；第二，就像之前说的神农的母亲叫有蟜氏一样，有熊氏是一个饲养、驯化狗熊或者是带狗熊打仗的部落。

> 黄帝发明了指南车，而且古代打仗的时候，不是骑马打仗，而是马拉着车打仗。

3. 黄帝到底有多神奇

"生而神灵，弱而能言，幼而徇齐，长而敦敏，成而聪明"

> 傩戏——古代巫觋降神、驱鬼，做各种仪式的一种方法。

下面的一句话我们就比较熟悉了。我在讲《黄帝内经·素问·上古天真论》的时候就讲过"生而神灵，弱而能言，幼而徇齐，长而敦敏，成而聪明"。其实这句话是一首赞美诗，很隆重，很庄严。

"生而神灵"这句话不用解释了，听过我跟梁冬对话《黄帝内经》的人都知道，神和灵是什么意思。

"弱而能言"中，"弱"是弱冠的意思，就是男子二十岁左右的年龄。

"能"是什么意思呢？叫"能具"，类似巫师作法，戴着面具吟诵一些歌曲、诗句。

"言"，我们现在叫傩戏，在江西、湖南等地还保留有傩戏的表演。大家可以在网上搜一些资料来看，非常隆重——很多人戴着各种面具，穿着各种服饰，跳着一种很奇特的舞蹈，配合各种鼓点、音乐在作法。这就叫傩戏——古代巫觋降神、驱鬼，做各种仪式的一种方法。

所以说黄帝"生而神灵"，是说他的根气；"弱而能言"，是说他本身就是一个大巫师。

> 从小按照经典，按照古代道家巫觋养成的方式培训自己，然后见贤思齐，就能达到与真人、至人相同的境界。

"幼而徇齐"是说从小按照经典，按照古代道家巫觋养成的方式培训自己，然后见贤思齐，就能达到与真人、至人相同的境界，就是"徇齐"。

"长而敦敏"很好理解，很多人喜欢"敦敏"这两个字。

"成而聪明"，我觉得"聪明"用在这里真的是太浅薄了，一个沟通天地鬼神的人，怎么会仅仅停留在聪明状态？我去瞻仰黄帝陵的时候，看到他的石碑上就刻了《史记》里的原话，我个人更喜欢《黄帝内经·素问·上古天真论》里的那句原话——"昔在黄帝，生而神灵，弱而能言，幼而徇齐，长而敦敏，成而登天"，意思是黄帝取代炎帝，成为统治中国的新一代君主。梁冬说过，这二十四个字就总结了黄帝的生平。

> 黄帝取代炎帝，成为统治中国的新一代君主。

第二十二章
黄帝的丰功伟绩

黄帝为什么叫黄帝？其实跟他的所在地——黄土高原的地气有关。

黄土高原偏旱，干旱地区有一个特点，植物的生长期必须短一点儿，而且要耐旱。所以我们去陕西拜访黄帝陵的时候，专门吃了稷子面做的年糕。什么叫稷子？有人认为稷就是小米，其实不是。粟子是小米，而稷子比小米还甜。

经文：

轩辕之时，神农氏世衰。诸侯相侵伐，暴虐百姓，而神农氏弗能征。于是轩辕乃习用干戈，以征不享，诸侯咸来宾从。而蚩尤最为暴，莫能伐。炎帝欲侵陵诸侯，诸侯咸归轩辕。轩辕乃修德振兵，治五气，艺五种，抚万民，度四方。

1. 神农氏之后，就是黄帝

"轩辕之时，神农氏世衰。诸侯相侵伐，暴虐百姓，而神农氏弗能征。于是轩辕乃习用干戈，以征不享，诸侯咸来宾从"

黄帝生活初期，还是神农氏炎帝统治天下的时候，当时就像女娲氏后期一样，神农氏有点儿hold不住局面，而且中国一直在重复上演这种状态。（比如西周建立以后，到了东周，诸侯就不受周氏的控制了。楚王曾来问鼎中原，秦国的领导人秦武王嬴荡也来过，还想把鼎举起来，结果绝膑而死——鼎一下把他的膝盖全砸裂了。所以这时统治中国的君王就不管用了，诸侯相侵伐，上百个国家一点一点被吞并，最后变成了战国七雄——齐、楚、燕、赵、韩、魏、秦。结果神仙打架，百姓遭难。）

所以在炎帝统治后期，他没法管，也管不了国家了——如果他要管，诸侯就连他也一起收拾了。这时谁出来替老大做事呢？轩辕（那会儿他还不是黄帝，只是轩辕）——"于是轩辕乃习用干戈，以征不享"（"干"是盾牌，"戈"是带钩的长矛）。

"不享"是不上供的意思，上供就表示你对这个政权的臣服；如果你拒绝上供，那就是不服，不服就会被打。结果黄帝这么一打，"诸侯咸来宾从"——打来打去，他在臣子里变成了老大。就像东周末期周王室不行了，春秋五霸纷纷出头替老大平事。打着打着自个儿厉害了，便直接当了皇帝，还搞出一套假仁

> 西周建立以后，到了东周，诸侯就不受周氏的控制了。

> 在炎帝统治后期，他没法管，也管不了国家了——如果他要管，诸侯就连他也一起收拾了。

> 上供就表示你对这个政权的臣服；如果你拒绝上供，那就是不服，不服就会被打。

假义的禅让制度——不是我想当,而是你要禅位给我,还要假装客气推辞,推到最后才当。(曹丕取代汉献帝当了皇帝,因果循环,最后司马懿、司马昭也取代了他,这就是一个轮回,历史一直没有跳出这个怪圈。)

2. 为了当好君主,轩辕氏做了哪些事

> "而蚩尤最为暴,莫能伐。炎帝欲侵陵诸侯,诸侯咸归轩辕。轩辕乃修德振兵,治五气,艺五种,抚万民,度四方"

黄帝接替神农氏的位置后,大家都服了,但有一个人不服,是谁呢?就是著名的勇士蚩尤——"而蚩尤最为暴,莫能伐"。也就是说,虽然你当老大了,但有人不服,最后两个人相持不下。

炎帝欲侵陵诸侯,诸侯咸归轩辕。

这就说起了炎帝,可能看到这里您会有疑问,炎帝不是神农氏吗?神农氏不是世衰了吗,怎么想侵凌诸侯了呢?其实这就是一个借口,我打你,不是我不对,而是因为你先打我。因为历史都是任人打扮的小姑娘,历史都是胜利者写的;胜利者一写,就

把失败者写得一无是处。本来神农氏不行了，黄帝做大了，于是取代神农氏自立为王——是你神农氏要侵凌诸侯，所以轩辕第一件事是先把神农氏（炎帝）干掉。

> 轩辕乃修德振兵，治五气，艺五种。

"修德"是什么意思？就是收买人心。轩辕毕竟是造反，造反就得有一个理由——把当朝的君王说得一无是处，而且自己要干得比他好，这样才能收买人心。"振兵"是什么意思？就是前面说的"习用干戈"，装备自己的军队去打仗。然后"治五气，艺五种"。

"治五气"涉及历法，我之前说过，改朝换代的一个标志就是改变历法，《十月历》的春、夏、长夏、秋、冬五个季节，我们叫五气。《黄帝内经》中有一篇叫《四气调神大论》，这个"四气"就是寒热温凉、春夏秋冬。

什么是"治五气"，就是把一年分成五个季节。甲乙属木，是春天；丙丁属火，是夏天；戊己属土，是长夏；庚辛属金，是秋天；壬癸属水，是冬天。

"艺五种"的"艺"是种植的意思。神农氏把这些东西传下来了——神农氏尝百草；到黄帝的时候，又把"艺"精细化了，大面积推广。

> 改朝换代的一个标志就是改变历法。

> 黄帝为什么叫黄帝？其实跟他的所在地——黄土高原的地气有关。

延伸阅读 ｜ 黄帝为什么叫黄帝

在这里说句题外话，黄帝为什么叫黄帝？其实跟他的所在地——黄土高原的地气有关。

黄土高原偏旱，干旱地区有一个特点。植物的生长期必须短一点儿，而且要耐旱。所以我们去陕西拜访黄帝陵的时候，专门吃了稷子面做的年糕。什么叫稷子？有人认为稷就是小米，其实不是。粟子是小米，而稷子比小米还甜。

为什么黄土高原要种植稷子呢？在黄土高原这种干旱缺水的地方，如果到了谷雨前后还不下雨，一直往后拖，拖到阴历四月还不下雨，那一年基本上就没有收成了。而稷子非常耐旱，而且生长周期短，所以是种救命粮。

生长周期短的植物有个特点，蛋白质含量低，含糖量高，但这吃了也能救命。所以"艺五种"中的"五种"就是我们现在说的五谷。

只有根据不同的地理位置去种植不同的植物，才能获得好的收成。所谓兵马未动，粮草先行；要想士兵好好卖命打仗，得给人家军饷，你得让人家吃饱肚子，所以叫"艺五种"。

"抚万民"就是不要侵害、骚扰人民，不要给他们加赋税、徭役。

"度四方"就是丈量土地、平均地权，让大家开荒拓土。

第二十三章
黄帝是如何胜炎帝、败蚩尤的

黄帝和炎帝一共打了三次,然后"得其志"。就是"成而登天"——成为一代天骄,成了帝王。

所以历代帝王都是靠武力得天下。武力的背后是什么?"修德振兵""抚万民""度四方"。

经文：

教熊罴貔貅貙虎，以与炎帝战于阪泉之野。三战，然后得其志。蚩尤作乱，不用帝命。于是黄帝乃征师诸侯，与蚩尤战于涿鹿之野，遂禽杀蚩尤。

1. 黄帝的"特种部队"——"熊罴貔貅貙虎"

"教熊罴貔貅貙虎，以与炎帝战于阪泉之野"

黄帝跟炎帝打仗时，动用了一支特种部队——具有强烈攻击性的大型食肉动物。

第一个是熊。

第二个叫罴。

罴是什么？罴实际上是大狗熊，学名叫棕熊。（陆地上最大的食肉动物不是老虎、狮子，而是熊。以前人们认为北极熊最大，后来在阿拉斯加发现了大棕熊，体重可达八百公斤。东北人把大狗熊叫熊瞎子，为什么叫熊瞎子？因为它的额头上总有撮刘海，风一刮挡在眼睛上，啥也看不见。但即使它啥也看不见，也能生存下来，还具有强烈的攻击性。它靠什么？熊的嗅觉最灵敏，人和动物躲避熊攻击的时候，以为装死就可以，其实装死没用，熊一屁股就能把你坐死，你只要跑得比同伴快就行。别看熊那么重，但它一点儿都不笨，而且身体很敏捷。我们看熊走路的样子，体会它抱树、晃树甚至拔树的姿态，用的都是整劲。五禽戏里有熊戏，熊晃可以补肾。）

第三个叫貔貅（pí xiū）。

貔（豼）貅现在都被异化了，大家都认为貔貅是一种招财进宝、只吃不拉的动物，很多人都在身上、车里挂着貔貅，办公

> 罴实际上是大狗熊，学名叫棕熊。

> 五禽戏里有熊戏，熊晃可以补肾。

室里摆着貔貅。这种行为本身就不符合道家思想。哪儿有长生不老？哪儿有光吃不拉的？光吃不拉那不是病吗？

关于貔貅，首先我们要确定的一点是，貔貅是食肉动物，从这两个字的偏旁部首就能看出来。现在有的人说雄性的貔貅一只角，雌性的貔貅两只角……这都是瞎扯。

大家记住，只要是长角的都是食草动物，无一例外。

还有人把貔貅解释成大熊猫——黄帝驱赶大熊猫跟炎帝打仗，这也够滑稽的，所以只能认为它是一种食肉的猛兽吧。

第四个叫貙（chū），据说是一种像狐狸的动物，这个不可考。

第五个叫虎。

总之，熊、罴、貔貅、貙、虎都是黄帝用来打仗的具有攻击性的动物，其中我们比较熟悉的是熊、罴、虎。

黄帝的动物特种部队独具特色：第一，代表自己"生而神灵"，能沟通天地鬼神，与动物、植物交流，说实话，这本身就是一件很震撼的事。第二，给敌人猛烈的心理震慑，别说是驱虎豹、熊罴打你了，就算是放猎犬咬你，你也受不了。

之前我讲过，伏羲跟天地、动物、植物沟通都有一种特殊的方式，而现在我们更多的是在意识层面上，通过反复的刺激、奖惩达到目的。

其实动物完全不像我们想象的那么低级。我认真观察过喜鹊搭窝，那些貌似杂乱的树枝，被它们一根一根叼上去，即使刮大风、下大雨，鸟窝都不乱，你说它是学过建筑学还是工程学？其实，动物的本能匪夷所思，而能跟动物沟通，也是先人们的一套法门，这是一种神灵层面上的沟通。

2. 黄帝和炎帝在什么地方血战

"以与炎帝战于阪泉之野。三战,然后得其志"

关于阪泉在哪儿,有几种说法。一种说法是阪泉在涿鹿的东南方,就是现在的妫水,离北京不远。现在那里还有一个黄帝泉,留下个遗址叫黄帝城。再往南走就到了涿鹿,涿鹿是黄帝跟蚩尤打仗的地方。

第二种说法我认为比较靠谱,阪泉在山西运城,古称河东(黄河的东面),在运城县的解州("解"字发两个音,当它做姓的时候就念xiè。比如《水浒》里面有哥儿俩叫解宝、解珍。还有一个读音把解读成hái,就是很多地方把穿鞋子,叫穿"孩"子。所以有一句话叫舍不得孩子,套不着狼。大家都演绎成小孩的"孩"了。其实就是你舍不得费鞋,不愿意走路的话,你逮不着狼。现在是以讹传讹,变成了拿孩子当诱饵去逮狼,这差得太远了)。

在古代,河东比较富裕、发达,可以说是中华文明诞生的地方之一。

为什么?山西地处黄土高原,海拔比北京要高一千多米,比较干旱。庄稼只能种一季,顶多就是种个冬小麦,到七八月份收小麦,再种点儿别的作物。平时也种黍子、莜麦什么的,但只有在河东这个地方——山西运城这一带,由于地势较低,在这里种的作物可以一年两熟,这就了不得了。有了富裕的粮食后,"仓廪实而知礼节",文明就比其他地方要发达一些。

> 涿鹿是黄帝跟蚩尤打仗的地方。

> 在古代,河东比较富裕、发达,可以说是中华文明诞生的地方之一。

我为什么认同阪泉在解州呢？有一个原因是当地有两个村子，一个叫上阪泉，一个叫下阪泉。另一个原因是运城有一个重要的地方叫盐池，那里出盐。我说过文明的诞生地离不开三个条件：

一个是母亲河（其实是汇往大河的支流，水容易被利用）；再一个就是你必须有盐；第三个是有冶金，就是青铜、铁器的冶炼。

解州这个地方正符合以上这三个条件，所以黄帝和炎帝为了争夺资源、地位、国家统治权的话，应该是在这里打的仗。

黄帝和炎帝一共打了三次，然后"得其志"。就是"成而登天"——成为一代天骄，成了帝王。

所以历代帝王都是靠武力得天下。武力的背后是什么？"修德振兵""抚万民""度四方"。

> 历代帝王都是靠武力得天下。武力的背后是什么？"修德振兵""抚万民""度四方"。

3. 黄帝大战蚩尤

> "蚩尤作乱，不用帝命。于是黄帝乃征师诸侯，与蚩尤战于涿鹿之野，遂禽杀蚩尤"

（1）不服从帝命的结果

黄帝得到君主位置以后，就有人不服。其实一开始他没称帝的时候就有人不服，这个人就是大勇士、大巫师蚩尤。

"蚩尤作乱，不用帝命"——我不认你，也不服你，就不用你的帝号、历法，不听你的命令。然后黄帝就"征师诸侯"——发动大家一起收拾他。原来是挟天子令诸侯，现在是自命天子去征讨这个不服的诸侯。

（2）黄帝与蚩尤的血腥之战

与蚩尤战于涿鹿之野。

涿鹿，就是现在的河北省涿鹿，当地建了一座三祖庙，里面供奉着炎帝、黄帝和蚩尤。

黄帝跟蚩尤的仗打得比较惨烈，因为蚩尤本身是一个大勇士，同时也是个大巫师，所以黄帝不像收拾衰退的炎帝那么轻松。

遂禽杀蚩尤。

对于这场战斗，史上有很多记载，第一种记载是蚩尤作法——用浓雾、霜、风、雪、雨困住黄帝，但黄帝用指南车破了阵仗，最后杀了蚩尤。历史记载得也比较惨烈，当时，黄帝把蚩尤的身体捣成了肉酱，送给天下诸侯分食，就是为了告诉他们："蚩尤已经被我干掉了，你们还有谁不服？"

第二种记载更有意思——黄帝把蚩尤的胃填充起来，做成球踢。（这就是古代的足球——蹴鞠（cù jū）的由来）。

第三种记载——黄帝用蚩尤的皮蒙了一面鼓敲打。

与黄帝的战争失败后，蚩尤的后裔部落逐渐离开了东部和中部，向南逃到了深山老林里。现在很多少数民族都认为自己是蚩尤的后裔，他们的服饰、生活习俗、传统医药、历法等都保留了这种古风（蚩尤的特点就是巫蛊，下诅咒）。

> 与黄帝的战争失败后，蚩尤的后裔部落逐渐离开了东部和中部，向南逃到了深山老林里。

第二十四章
做天子真的不容易

> 黄帝不好当,不能以一己之利为利,要使天下受其利。所以黄帝经常有家不得回,也没法在皇宫里待着。
>
> 确实,没有那种能量、格局、层次,就别去干那个活儿,想想都觉得累。

经文：

而诸侯咸尊轩辕为天子，代神农氏，是为黄帝。天下有不顺者，黄帝从而征之，平者去之，披山通道，未尝宁居。

1. 只推翻原来的政权还不算，最后得扫平天下

"而诸侯咸尊轩辕为天子，代神农氏，是为黄帝"

轩辕氏消灭了蚩尤以后（光推翻原来的政权还不算，最后得扫平天下，就像明末李自成攻进北京，崇祯皇帝自尽，也算推翻了明朝统治，但没有得到天下。吴三桂引来了清兵，底下人也不服，比如张献忠，最后这件事就没成），才成为黄帝。

现在很多人不承认《黄帝内经》是黄帝传下来的，认为黄帝一天天治国打仗，哪儿有时间讨论医学问题？这只能说明他们的想象力太狭隘了，医学问题怎么不重要了？一个国家、一个种族的生存繁衍离开了医学基本上就完了，人又不是蟑螂、老鼠，哪儿有那么强大的生存能力。印第安人在美洲生存了多少年，哥伦布发现了新大陆，西班牙人、英国人相继来了以后就把各种传染病带到了新大陆。当地人没有免疫能力，所以他们的结局是被屠杀、被各种病折磨死了。

说到赤壁之战，很多人都认为是由于火烧赤壁，孙刘联军才把曹操打败了，其实根本不是。曹操失败的最主要原因是他的兵——北方人到了南方以后不适应，被各种流行的瘟疫传染导致的。所以没有医药保驾护航，一个种族想生存、想繁衍就很难，更别说保持更高级的文明。

> 一个国家、一个种族的生存繁衍离开了医学基本上就完了。

> 没有医药保驾护航，一个种族想生存、想繁衍就很难，更别说保持更高级的文明。

其实黄帝带兵打仗的各种经验、技术、理论，都有一套完整的体系，而且这套体系也有传承。比如姜子牙写了一本书叫《六韬》，后世的很多人都认为这是伪书，其实现在考古发现，这本书确实是姜子牙传下来的。那是谁传给姜子牙的呢？就是黄帝。

其实《黄帝外经》不仅记载着外科技术，里面还有很多治国、用兵、打仗的策略。后世传承下来的姜子牙的《六韬》、孙武的《孙子兵法》等，其实都是黄帝这些书的一脉。

> 其实《黄帝外经》不仅记载着外科技术，里面还有很多治国、用兵、打仗的策略。

2. 在黄帝那个年代，想安稳过小日子是不现实的

"天下有不顺者，黄帝从而征之，平者去之，披山通道，未尝宁居"

黄帝平叛战乱以后就离开了，但也不能说打一枪换个地方。其实这是政通人和，贯彻自己的旨意、历法、方针、政策，谁不服就去征讨。所以老子想过的那种"鸡犬之声相闻，民至老死不相往来"的生活简直是不可能存在的。你想关起门来过自己的小日子，是不现实的，别人会来骚扰你。所以从黄帝开始，中国就是这种大一统的思想。

> 你想关起门来过自己的小日子，是不现实的，别人会来骚扰你。所以从黄帝开始，中国就是这种大一统的思想。

"披山通道"中的"披"是分开的意思，我们经常说披头散发、披荆斩棘。所以"披山通道"就是在人迹罕至、交通不便的

地方，黄帝组织人力、物力、财力去开辟道路。

比如秦始皇统一天下以后开了条直道，从咸阳一直通到九原郡，现包头附近，我带着学生也看过，那路修得又宽又直又平，跟现在的高速公路真的没什么区别。

为什么修直道呢？因为可以直接防北方异族的侵略。修长城走的也是这种直道。所以统一国家、发展经济、修交通要道，这都是黄帝做了的事。

"未尝宁居"的意思是黄帝不好当，不能以一己之利为利，要使天下受其利。所以黄帝经常有家不得回，也没法在皇宫里安宁地待着。

确实，没有那种能量、格局、层次，就别去干那个活儿，想想都觉得累。

> 黄帝不好当，不能以一己之利为利，要使天下受其利。

第二十五章
黄帝统一的天下有多大

　　山东丘陵居多,最高的一座山峰是泰山。泰山也叫岱宗,杜甫有首诗叫《望岳》:"岱宗夫如何?齐鲁青未了。造化钟神秀,阴阳割昏晓。荡胸生层云,决眦入归鸟。会当凌绝顶,一览众山小。"泰山历来是帝王称霸天下以后封禅的地方,在泰山看日出,那种壮丽的景色确实可以生发阳气。

经文：

东至于海，登丸山，及岱宗。西至于空桐，登鸡头。南至于江，登熊、湘。北逐荤粥，合符釜山，而邑于涿鹿之阿。

1. 东边有多大

"东至于海，登丸山，及岱宗"

黄帝统治的疆域，"东至于海"——从中原往东就到了山东、天津、秦皇岛，所以"东临碣石，以观沧海"，可以想象曹孟德写这首诗时是一种什么样的胸怀、视野、气魄。

"东至于海"就是当年黄帝征战打下来的天下，曹操站在这里抒情也是这么一种感慨。

《黄帝内经·素问·异法方宜论》中说，东边是鱼盐之地。为什么不说南边？其实有南海，只不过那时中原的统治还没到南边，现在我们说的福建、广东在当时还属于蛮夷之地。

下面一句是"登丸山，及岱宗"。丸山位于现在山东潍坊市的临朐县，还有一个别名叫凡山，"丸"和"凡"的意思差不多。

山东丘陵居多，最高的一座山峰是泰山。泰山也叫岱宗，杜甫有首诗叫《望岳》："岱宗夫如何？齐鲁青未了。造化钟神秀，阴阳割昏晓。荡胸生层云，决眦入归鸟。会当凌绝顶，一览众山小。"泰山历来是帝王称霸天下以后封禅的地方，在泰山看日出，那种壮丽的景色确实可以生发阳气。

> 黄帝统治的疆域，"东至于海"——从中原往东就到了山东、天津、秦皇岛。

> 泰山历来是帝王称霸天下以后封禅的地方，在泰山看日出，那种壮丽的景色确实可以生发阳气。

2. 西边有多大

"西至于空桐，登鸡头"

> 崆峒山很有名，现在被称为道家第一名山。

往西到了崆峒。崆峒山很有名，现在被称为道家第一名山。黄帝在这里问道广成子，相关的问话——长生不老如何修行的记录，还在《庄子》里有体现。到现在还有记载，值得一看。

> 崆峒山在现在的甘肃平凉，鸡头山在甘肃庆阳。

崆峒山在现在的甘肃平凉，鸡头山在甘肃庆阳。这几个地方的位置基本平行，从陕西的黄陵县一直往西，先过鸡头山，然后就到了崆峒山。

3. 南边有多大

"南至于江，登熊、湘"

"江"毫无疑问指长江，也就是说黄帝的统治范围还没有过长江，长江以南还是蚩尤的后代，包括神农氏的一些后裔逃难的地方。

> 黄帝的统治范围还没有过长江。

"湘"就是现在的湘江流域、湖南一带。

4. 北边有多大

"北逐荤粥"

其实"荤粥（yū）"是古代对游牧民族的别称，有各种写法，发音也类似，到汉朝统一称为匈奴。

所谓"北逐"，就是把匈奴打跑了，打跑的位置就是现在的山西大同（其实大同原来不属于山西，属于晋察冀中的察哈尔，察哈尔的宣化、张家口一带都属于蒙、胡、汉交界的地方）。

> "荤粥（yū）"是古代对游牧民族的别称，有各种写法，发音也类似，到汉朝统一称为匈奴。

5. 在釜山祭天，昭告天下

"合符釜山，而邑于涿鹿之阿"

这个"釜山"不是韩国的釜山，而是涿鹿的一个山名。"合符"就是符契，它是一种祭天的仪式，昭告天下自己要统治中国了。

"涿鹿"是现在的河北涿鹿，"阿"是山的拐角处——三面环山，一面开阔，这是一块风水宝地，易守难攻。这就是黄帝统一天下以后，统治的领土和疆界。

> "合符"就是符契，它是一种祭天的仪式，昭告天下自己要统治中国了。

第二十六章

天道维艰
——黄帝初登基时

> 黄帝那时是政教合———皇权和神权集于一身。
>
> 中国古人认为,一方水土养育一方人。有形的土地背后有一种无形的神灵在管辖、护佑着一方,所以各个地方都有自己的土地庙。

经文：

迁徙往来无常处，以师兵为营卫。官名皆以云命，为云师。置左右大监，监于万国。万国和，而鬼神山川封禅与为多焉。获宝鼎，迎日推筴。

1. 黄帝为什么经常迁徙，居无定所

> "迁涉往来无常处，以师兵为营卫。
> 官名皆以云命，为云师"

之前我讲到了黄帝拓展疆土，定都在涿鹿。但是定都的地方经常变化——"迁涉往来无常处"，就是尽管有一个都邑，或者是都城，但是经常在迁徙。这种迁徙一个是人为的需要，另一个是因为河道的变迁。

"营卫"是什么意思？中医经常讲营气、卫气，具体区别是营行脉中、卫行脉外。黄帝时期，人们经常迁徙，到某个地方就安营扎寨。"营"就是建一座军营，在里面埋锅造饭；"卫"是在辕门之外安排警戒。

这种安营扎寨的方法一直延续到今天，比如北京有丰台大营，还有来广营，都是驻军的地方，卫就是外围，都城外面，比如天津就叫天津卫，所以是拱卫，在外面防守。这就是一个排兵布阵的方法。

我之前讲伏羲的时候说过，"是龙瑞，皆以龙命"，所以叫云师。

> 迁徙一个是人为的需要，另一个是因为河道的变迁。

> 黄帝时期，人们经常迁徙，到某个地方就安营扎寨。

2. 上堂要问礼，入乡要随俗

"置左右大监，监于万国。万国和，而鬼神山川封禅与为多焉"

这句写的是大监，不是太监。这句话的意思是一个人统治国家了，那时还没有宰相，只有两个助手，一左一右。"监于万国"是什么意思？古代的国和现在的不一样，一个小县城可能就是一个小国，被黄帝分封给了自己的下属。

"监于万国"就是管理、监督、监视属下的这些小国。最后达到"万国和"。在这里，"和"不是说万国都一样，不是"同"的意思，而是和而不同。每个小国保持各自的风俗习惯，互相有正常的文化、经贸交往，所以彼此相处得非常融洽，取长补短。

而鬼神山川封禅与为多焉。

黄帝那时是政教合一——皇权和神权集于一身。

中国古人认为，一方水土养育一方人。有形的土地背后有一种无形的神灵在管辖、护佑着一方，所以各个地方都有自己的土地庙。

所以，孙悟空去西天取经，每到一个陌生的地方，先是召唤当地的土地爷来询问一下，了解当地的情况。而且十里不同俗，上堂要问礼，入乡要随俗。

黄帝之前的伏羲，伏羲之前的每个帝王都去过泰山封禅，而黄帝去的次数更多。其实后来的很多帝王，像秦始皇的出巡，汉武帝的封禅，都是跟黄帝学的。

3. 终于问鼎，历法得建

"获宝鼎，迎日推策"

鼎是一种大型的青铜器，现在我们能参观到的是司母戊大方鼎，也叫后母戊大方鼎。

> 鼎是政权的象征，问鼎中原就是说谁得了鼎，谁就代表正统。

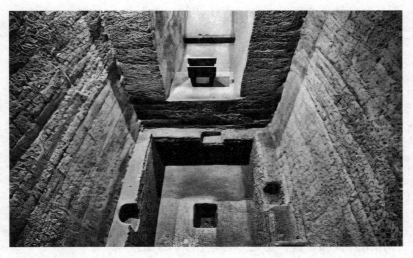

司母戊大方鼎出土地

鼎是祭祀的利器，一般能煮一整头的猪、牛、羊，比较残忍的会在鼎里煮战俘。

鼎是政权的象征，问鼎中原就是说谁得了鼎，谁就代表正统。鼎上一般都刻有各种文字，鼎的传承也是从黄帝沿袭下来的。

> 鼎上一般都刻有各种文字，鼎的传承也是从黄帝沿袭下来的。

"迎日推筴"就是观察太阳的变化，筴是古代的一种计算工具。

我们这代人还见过算盘，现在都用计算器了。以前除了算盘还有一种用竹算筹（竹棍）计算的方法。

算盘很有意思，我的姥爷就是一个打算盘的高手。他有各种口诀，记住口诀以后，计算各种数字相加、相减，速度非常快，"一推六二五""二一添作五"……这都是算盘留下来的计算口诀。现在都没了，各种仪器导致人的计算功能退化。还有心算，中国人到美国买东西，比如买了二十四块钱的东西，给收银员五十块钱，收银员就不会算了。我直接告诉他："找二十六块钱。"他不，他会从二十四往上加，二十四、二十五、二十六……一直加到五十，这才找给你二十六块钱——中国人用心算，他们都觉得这是特异功能。其实心算不是特异功能，而是本能，只不过我们后来都失去了。

"迎日推筴"让我们知道了，在黄帝那个年代，对三百六十五又四分之一天的推算就已经很精确了。具体例证在祖冲之那里，祖冲之除了推算出圆周率，还精确地算出了一年到底有多长的精确时间和时差，这是我们计算日期的一个方法。

"迎日推筴"以后，建立了一种更精确的历法，能准确地计算出月食和日食，这是一种皇权、权威的象征。

第二十七章
黄帝的"存亡之难"

孔子说的"死生之说"是"未知生，焉知死"。不谈生死，敬鬼神而远之，所以"子不语怪力乱神"。孔子非常客观，非常实际，不胡说八道，他懂得"知之为知之，不知为不之"，不知就不说。

中国的学问里边是要谈生死的，不谈生死的话，解释不了人们心中最大的疑惑。

经文：

举风后、力牧、常先、大鸿以治民。顺天地之纪，幽明之占，死生之说，存亡之难。时播百谷草木，淳化鸟兽虫蛾，旁罗日月星辰水波土石金玉，劳勤心力耳目，节用水火材物。有土德之瑞，故号黄帝。

1. 不谈生死，
   解释不了人们心中最大的疑惑

"举风后、力牧、常先、大鸿以治民。顺天地之纪，幽明之占，死生之说，存亡之难"

这里面有很多故事，黄帝做了个梦，起来占卜，就把风后、力牧、常先、大鸿这几个人找了出来，其实是建立了一套选贤任能的制度，用来治理国家。这几个人都留下了很多治理国家的著作，在《黄帝外经》里有所体现。

"顺天地之纪"中的"天地之纪"讲的是历法，包括对山川、土地的测量，都要天祭、地祭、人祭。

针灸、取穴，都需要对穴位的定位，这也是祭，就是把它标准化、数字化。

"幽明之占，死生之说，存亡之难"。"幽"是看不见，但能感觉到。"明"是看得见，摸得着。"幽明之占"，其实是显学和玄学的两种说法。现在都是显学。

人们搞科学研究，都得讲实证，实证就是不管你用显微镜还是电子显微镜，都得拿出来让人都能看得见的证据，这叫显学。

显学的对立面是玄学。玄学就是看不见、摸不着，只有特殊的人，或者正常的人、健康的人才能感觉到的东西。这叫"幽明之占"，占是占卜、预测、提前感知，就是把本能的东西意识化。

> 人们搞科学研究，都得讲实证，实证就是不管你用显微镜还是电子显微镜，都得拿出来让人都能看得见的证据，这叫显学。

> 显学的对立面是玄学。玄学就是看不见、摸不着，只有特殊的人，或者正常的人、健康的人才能感觉到的东西。

现在大家都想把中医量化、标准化。第一，这不可能，现在科学发现一种情况叫测不准，一会儿在这儿，一会儿在那儿。第二，被观察的东西跟观察者有关。这些都是科学或者显学解释不了的东西，需要提高人的素质去感知"死生之说"。

孔子说的"死生之说"是"未知生，焉知死"。不谈生死，敬鬼神而远之，所以"子不语怪力乱神"。孔子非常客观，非常实际，不胡说八道，他懂得"知之为知之，不知为不之"，不知就不说。

中国的学问里边是要谈生死的，不谈生死的话，解释不了人们心中最大的疑惑。

"存亡之难"中的存亡是一个国家存亡的原因，其实就是治国的道理。

2. 要顺应自然，而不是去征服或者改造自然

> "时播百谷草木，淳化鸟兽虫蛾，旁罗日月星辰水波土石金玉，劳勤心力耳目，节用水火材物。有土德之瑞，故号黄帝"

"时播百谷草木"中"时播"就是应时当令地种植各种植物，而且这种植物不光是一年生的草本，还有乔木、灌木——"百谷草木"。

"时播"就是顺应天时，但我们现在总觉得人定胜天，以战胜自然为目的。

我记得有一年春节，一位同学给我送了两盆牡丹花，正好赶上正月初一就开花了。其实这就是人为地改变自然，本来它不是在那个季节开花的植物，结果你把它改变了。

我们讲要顺应自然，而不是去征服或者改造自然。即使你这样做，长出来的东西也不是那个味道，不是那个样子。有的是有形无气，有的是有味无气。

所以"时播百谷草木"。首先要观察天时，明确哪个节气做什么事、种什么花、栽什么苗。顺应节气以后，就要符合天道，这样做自然就会带来好的收成。违背了节气，过了节气点，你再种那个作物，没有任何意义。这是农业的一种高度发展的标志——时播。

"淳化鸟兽虫蛾"中"淳化"的意思是选育优良品种。

> 我们讲要顺应自然，而不是去征服或者改造自然。

> 农业的一种高度发展的标志——时播。

现在对饮食之物的普遍要求就是高产，这就是人们选择的一个标准；然后把产量低的品种，比如不耐旱涝、不耐病虫害的作物淘汰；甚至发明转基因产品，改变农作物的基因序列……这都是违背自然的行为。

驯化鸟兽，这不用说了，这是畜牧业和养殖业的发展要求。

鸟类不用说，就是我们现在吃的鹅、鸭、鸡，等等。兽类不用说了，从食草动物到驯化食肉动物。"虫蛾"，大家可能觉得很奇怪，其实也不奇怪，养蚕嘛，蚕宝宝就是从作茧自缚到破茧而出，变成一个大蛾子。

再说选种育种。如果我们以产量为目的，最终就会搞得产量很高，但口感很差的品种。

真正口感好的东西，产量肯定不会太高。我去了美国两次，第一次去待了一年，我最不能接受的就是那里的食物的味道。普通大众吃的食物，我真的一点儿都不喜欢，大芹菜那么粗，有形无气，吃到嘴里没味儿。

美国最便宜的肉是鸡肉，我们国家好点儿的鸡肉越炖肉越紧，但美国的鸡肉越炖越变得跟烂柴火一样，最后全是纤维。所以选育家畜有一个问题——是追求产量，还是追求它的口感？在这一点上，我觉得日本做得非常好。第一，日本农民居多，他们有选票，这就促使国家保护农民的利益，所以农民选育品种就可以选育口感好的作物，尽管产量低，但口感好、价格高。所以日本的大米好吃。还有日本选育的牛肉口感也非常好，所以在日本点菜能明显感觉到哪个是美国的牛肉，哪个是本土的牛肉，口感完全不一样，当然价格也不一样。

其实我们以前吃的"芦花鸡""三黄鸡"，都特别有鸡的味道；现在这种鸡叫"西装鸡"，都是个头儿大，养几个月就出笼。

"旁罗日月星辰水波土石金玉"说的是，古人经常辨列星辰（星是北斗星；辰是北辰，也就是北极星），所以中国历朝历代的人观察自然，了解自然的坐标，完全不局限于我们生活的小小地球。小的是谈到月亮，中的是谈到太阳，大的话我们谈到的是银河、北极星和北斗星。

延伸阅读 ｜ 上善怎么可能若水

现在人们经常说"上善若水"，上善怎么可能若水？那一发洪水，淹死多少人，那叫善？所以现在出土的《道德经》说的是"上善治水，水利万物而不争"，这才把水治好了。

中国治水最高级的、到现在都引以为傲的水利工程是四川的都江堰，那真是巧妙利用自然原理的水利工程，看完让人觉得真是惊叹。第二个水利工程是河套地区的灌溉，充分利用了黄河。还有渭河的水利工程——渭河里面有个林区进行治水。

"水波土石金玉"里的"土石"，是指可以开荒拓土；"金"涉及对金属的冶炼；"玉"是中国历朝历代传承下来的物品，以玉作为一种通神的工具。古人认为，神是吃玉的，所以通过玉来呼吸神。所以采玉加工，琢磨切磋——"玉不琢，不成器""他山之石，可以攻玉"……

"劳勤心力耳目"。在黄帝时期，治水、开疆拓土、农工、采矿、冶金、治玉，都得到了很大的发展。所以黄帝叫"劳勤心力耳目"——黄帝本人就是这样，底下跟他一起干事的人也是这样。所以说我们中华民族是一个勤劳、智慧、勇敢的民族，确实是从黄帝那会儿就开始了。

下一句是"节用水火材物"。节用有两种含义，一种是节省着用，另一种是按时节去用。

比如渔樵耕读中的樵夫，他们不是简单的伐木工，而是生灵的守护者，甚至算是树木的医生。他知道怎么去取残枝、枯叶，怎么修剪、砍伐种在树林里不适合的树。所以他跟自然是一种取用关系，甚至是一种相生、相长的关系。

> **延伸阅读** ｜ 根据节气、时节来使用水火材物，这是从伏羲、黄帝时期传承下来的原则、习惯
>
> 比如人们捕鱼的时候，给鱼留下产卵、孵化、生长的时间和空间，有捕它的季节，也有养它的季节；捕鸟时用的网眼的大小，是四面围网，还是网开一面，这些都有一种从古至今的道家的传承。

"有土德之瑞，故号黄帝"说的是太皞在东面叫青帝，神农在南面叫炎帝，黄帝居中。中就是中原地区，黄河中段，就是东到河东，南到河南，以此为中心。

第二十八章
帝王的香火

　　都说古代中国男人是一夫多妻制,其实这种说法根本不对,应该是一夫一妻多妾制。妻的地位是不能撼动的,男性跟正妻生的孩子叫嫡出,具有继承权;而妾室生的孩子叫庶出,没有继承权。嫘祖为黄帝生了两个孩子。

经文：

黄帝二十五子，其得姓者十四人。黄帝居轩辕之丘，而娶于西陵之女，是为嫘祖。嫘祖为黄帝正妃，生二子，其后皆有天下：其一曰玄嚣，是为青阳，青阳降居江水；其二曰昌意，降居若水。昌意娶蜀山氏女，曰昌仆，生高阳，高阳有圣德焉。黄帝崩，葬桥山。其孙昌意之子高阳立，是为帝颛顼也。

1. 黄帝共生有二十五个儿子

> "黄帝二十五子,其得姓者十四人。黄帝居轩辕之丘,而娶于西陵之女,是为嫘祖"

黄帝生了二十五个儿子,"得其姓"——从黄帝传下来不同姓氏的人有十四个。比如姬姓、公孙,等等,都是黄帝传下来的姓。

"黄帝居轩辕之丘"中的轩辕就是轩辕氏的由来,轩辕氏是他的职业,轩辕之丘在现在的中原地区。

"而娶西陵之女,是为嫘(léi)祖"。西陵就是现在的长江三峡(巫峡、西陵峡、瞿塘峡的总称),其中西陵峡就是"神女应无恙"的地方,当时也是一个国家——当时地处中原的黄帝征伐到了四川,溯江而上,征服了西陵国,娶了西陵国的公主——嫘祖。

嫘祖有一个陪嫁过来的高人——岐伯(也有人说岐伯是在甘肃庆阳,就是之前说的登鸡头山的地方)。

嫘祖为黄帝正妃,而且她是传说中养蚕的始祖。当然从现在考古发掘的文物来看,贾湖遗址不仅出土了各种乐器,还有一支用仙鹤腿做的笛子,还有酒、丝绸……

这就是说,远在伏羲的时候就有了丝绸的制造,而嫘祖应该是把丝绸发扬光大的人。

> 从黄帝传下来不同姓氏的人有十四个。

> 远在伏羲的时候就有了丝绸的制造,而嫘祖应该是把丝绸发扬光大的人。

2. 最终谁继承了黄帝之位

"嫘祖为黄帝正妃，生二子，其后皆有天下：其一曰玄嚣，是为青阳，青阳降居江水；其二曰昌意，降居若水。昌意娶蜀山氏女，曰昌仆，生高阳，高阳有圣德焉。黄帝崩，葬桥山。其孙昌意之子高阳立，是为帝颛顼也"

正妃就是皇后、正宫娘娘。都说古代中国男人是一夫多妻制，其实这种说法根本不对，应该是一夫一妻多妾制。妻的地位是不能撼动的，男性跟正妻生的孩子叫嫡（dí）出，具有继承权；而妾室生的孩子叫庶出，没有继承权。嫘祖为黄帝生了两个孩子。

"其后皆有天下"——都继承了黄帝的位置，或者说名号。

其一曰玄嚣，是为青阳，青阳降居江水。

江就是长江流域，但从嫘祖待的地方来看，是在长江流域的四川一带，也就是金沙江流域。

其二为昌意，降居若水。

若水在古代专指四川境内的雅砻江。

黄帝的两个儿子，一个在江水，一个在若水。

昌意娶蜀山氏女，曰昌仆，生高阳。

> 都说古代中国男人是一夫多妻制，其实这种说法根本不对，应该是一夫一妻多妾制。

> 黄帝的两个儿子，一个在江水，一个在若水。

"昌意"就是老二，老二又"娶蜀山氏女，曰昌仆，生高阳"——蜀山就是四川，昌意娶了蜀山氏女昌仆，生了孩子叫高阳。

高阳有盛德焉。

这件事就像康熙选了雍正继承王位的原因，是因为看重了当时还是小孩儿的弘历（后来的乾隆），所以高阳最后继承了黄帝的位置。

黄帝崩，葬桥山。

黄帝去世以后葬在桥山。所以从这里我们就能很明确黄帝是个人，他也会死。

桥山是现在的陕西黄陵县，有的人说这里是黄帝的衣冠冢，也有的人说是本人驾崩后所葬地。

其孙昌意之子高阳立，是为帝颛顼也。

嫘祖在若水生的这个老二叫昌意，昌意把王位传给了儿子（嫘祖的孙子）高阳，所以"**是为帝颛顼也**"。

以上是黄帝的整个生平和事迹，我们说"昔在黄帝"，到底黄帝在过去做了什么，整个来龙去脉我们就讲清楚了。

之后，我们就开始讲司马迁撰写的《扁鹊仓公列传》。

> 康熙选了雍正继承王位的原因，是因为看重了当时还是小孩儿的弘历，所以高阳最后继承了黄帝的位置。

> 黄帝是个人，他也会死。

徐文兵 讲

徐文兵 著

黄帝内经前传

下册

江西科学技术出版社

目录

《史记·扁鹊仓公列传》篇

**第二十九章　学中医，
　　　　　　一定要学《史记·扁鹊仓公列传》/219**

　　1. 为什么学中医一定要学《史记·扁鹊仓公列传》/221
　　2. 扁鹊从小就懂如何待人接物、与人相处 /224

第三十章　扁鹊为什么是古代神医 /227

　　1. 扁鹊非常人 /229
　　2. 传扁鹊禁方的长桑君，真不是一般人 /230
　　3. 扁鹊摸脉只是幌子，
　　　　其实他一看病人就知道有什么病 /231

第三十一章　望气，我们都是用而不知 /233

　　1. "望气"是望什么 /235
　　2. 扁鹊看的第一种病叫"五日不知人" /237

第三十二章　扁鹊连病人魂游体外都能够看得清清楚楚 /239

　　1. 扁鹊视病真如神 /241

2. "你们看我昏过去了，
　　其实我是出去玩去了" /242

第三十三章　圆梦 /245

1. 扁鹊的病人赵简子做过什么梦 /247
2. 扁鹊不仅做了医生的事，还做了政治家的事 /248

第三十四章　什么叫起死回生 /251

1. 所有征兆都证明太子已经死了，
　　扁鹊却想起死回生 /253
2. 扁鹊凭什么能起死回生 /257

第三十五章　扁鹊的高级抽象思维能力无人能比 /261

1. 所有常规的检查、治疗方法，扁鹊都不需要 /263
2. 扁鹊治病，有时候全靠一种抽象的感应 /264

第三十六章　人到要救命的时候，别说求医生，有根稻草都想抓住 /265

1. 扁鹊不光医术高，品德也高 /267
2. 只有信任医生，才可能为治疗创造良好的机会 /269

第三十七章　世间有一种假死叫"尸蹶" /271

1. 有一种病叫"尸蹶" /273
2. 上工治未病，中工治已病，
　　下工不仅治不好病，还会把人治坏 /275

目录

第三十八章　中医的使命就是充分唤醒、恢复、发挥利用人的自愈能力 /277

1. 扁鹊是如何让"尸蹶"的太子醒过来的 /279
2. 如果人的自愈能力还在，那医生就能帮一把 /281

第三十九章　讳疾忌医——疑心重的人，很难自愈 /283

1. 上天赋予人的自愈能力是最重要的 /285
2. 我没病，你才有病 /286
3. 疑心是身体阴寒的一种心理表现 /289

第四十章　医生治病不治命，能做的只是在病人有生机的状态下扶他一把 /291

1. 瞧不起对方的最高级做法是不应——把对方当不存在 /293
2. 如果一个人没有生机的话，那就是老天爷管的事了 /294
3. 感冒不是自限性疾病 /296

第四十一章　《史记》中传下来的治病之道 /299

1. 要相信那些提早告诉你预防疾病的"上工" /301
2. 人的痛苦在于得的病太多 /303

第四十二章　世间有六种病不能治 /305

1. 第一不治之病——"骄恣不论于理" /307
2. 第二不治之病——"轻身重财" /309
3. 第三不治之病——"衣食不能适" /310
4. 第四不治之病——"阴阳并，藏气不定" /311
5. 第五不治之病——"形羸不能服药" /312
6. 第六不治之病——"信巫不信医" /312
7. 得了上述疾病中的一条或者几条，人就很难救了 /313

第四十三章　扁鹊其实是全科大夫 /315

1. 扁鹊那么有名，为什么还要四处看病 /317
2. 扁鹊也是妇科大夫 /318
3. 扁鹊可以治老年人的病 /320
4. 扁鹊还是儿科医生 /321
5. 只有根据当地的民俗，病人的生活习惯，
   医生才可能给病人切实可行的治疗方案 /322

第四十四章　学会说话可能需要几年，
　　　　　　但学会闭嘴可能要学一辈子 /323

1. 扁鹊为什么被暗杀——同行是冤家 /325
2. 医生一定不能贬损同行 /327

第四十五章　扁鹊从小就跟别人不一样 /329

1. 传说扁鹊是黄帝学派的一个继承人捡来的 /331

2. 扁鹊小时候就很聪慧 /333

第四十六章　有些人慧没问题，但人品有问题 /335

　　1. 真正高贵的人是有同情心、怜悯心的 /337
　　2. 扁鹊名字的由来 /338
　　3. 修行一方面是提高智和慧，
　　　 另一方面是提升格局，充实能量 /339

第四十七章　人可以有倒霉运，不能有倒霉相 /341

　　1. 灾难大多数来源于自己的狂妄、自大、膨胀 /343
　　2. 无论再艰难、困苦、不顺，精神都不能垮 /344
　　3. 很多人都是妄人，我们要小心他们 /346

第四十八章　扁鹊的学识是如何超越老师的 /349

　　1. 老师以为扁鹊笨，其实扁鹊在精耕细作 /351
　　2. 扁鹊治病，大家都说如有神助 /352

第四十九章　中医判断人的死生标准
　　　　　　是有神、无神 /355

　　1. 太仓公姓淳于，名字叫意，
　　　 原来是一个管粮仓的官 /358
　　2. "不要让病人死在你手里" /360
　　3. 好大夫注定一天看不了多少病人 /363

第五十章　缇萦救父 /365

1. 淳于意的女儿特别有血性、有骨气 /367
2. 小女子也伟大 /369

第五十一章　学中医是"业余学，身家用" /371

1. 淳于意是通过什么变成名医的 /373
2. 淳于意的师父传给了他什么"秘方" /375
3. 实践是检验真理的唯一标准 /377

第五十二章　为什么古代很多大医家的绝学不愿意外传 /379

1. 有本事者，往往不得善终：为什么淳于意那么出名，可是他的老师却不出名 /381
2. 真正的中医传承是口传心授、耳提面命 /383

第五十三章　为什么有些人拜了名师，最后还是一事无成 /385

1. 淳于意是如何变成天下大医的弟子的 /387
2. 不是说你这辈子跟的人多，最后就能成事 /389

第五十四章　人最怕的是攻击自己的正气，然后养体内的不正之气 /391

1. "五色诊"的厉害之处 /393
2. "扶正祛邪"说得容易，到底是"先扶正"还是"先祛邪" /395

3.《神农本草经》《汤液经法》神奇在哪儿 /397

4. 仓公淳于意教出来的学生也是大医 /399

第五十五章　医生看病什么时候会出错 /401

连名医看病都做不到完全不出错 /403

千古无价病案篇

第五十六章　生死存亡的启示录：让后人受益无穷，
无法用语言来形容其宝贵的医案 /405

1. 史上真实、庄严、出处严谨的医案 /407

2. 如果喝醉后放肆地性交，胃肠之间容易长"疽" /408

3. 头痛不能治头，脚痛不能治脚 /411

4. 别以为小孩子的精神、思想、
情感受损后不要紧 /412

5. 人怕就怕手脚冰凉 /414

6. 水湿、寒湿，尤其伤肾 /416

7. 人不能受风，出汗以后也不能冲凉水 /418

8. 有些大夫，不仅治不好你的病，
还会给你添新病 /419

9. 喝完酒后性交，对身体损害非常大 /422

10. 不管多大的病，只要能吃五谷就有救 /423

11. 即使天再热，也不能贪凉 /425

12. 女性被迫性交以后，小腹里会有一口恶气 /426

13. 女性喝酒会导致手脚发热 /427

14. 过劳之后出大汗，
    即使外表看起来很健康，也要小心暴亡 /428

15. 吃过东西不爱漱口，牙齿很快就要坏 /430

16. 体内的恶都排完了，人才会真正觉得舒服 /431

17. 出了汗，做了艾灸后，千万不能吹风 /432

18. 顶着湿头发睡觉，很伤身体 /434

19. 腰背疼的人，切忌强搬重物 /435

20. 性格过于刚烈，其实伤的是自己 /436

21. 寒湿不会化成虫子，只是会给寄生虫提供生长条件 /437

22. 吃完饭千万不能快跑 /439

23. 吃五谷、好安静，都能让你多活两天 /440

24. 看一个医生有没有本事，不要看他的病人有多少，
    而是要看有多少医生找他看病 /442

25. 房事不节制，后果很严重 /445

26. 喝完酒以后燥热，千万不能扯开了衣服吹风 /446

27. 吃饱后不宜性交 /447

第五十七章　淳于意为什么要记下医案 /449

第五十八章　针灸不当，饮药不当，喜怒不当，饮食不当 /455

第五十九章　淳于意为什么不给文王看病 /459

第六十章　"小儿胖不算胖，大人胖压塌炕" /463

《黄帝内经前传》《黄帝内经后传》的划分依据 /467

《史记·扁鹊仓公列传》篇

第二十九章

学中医,一定要学《史记·扁鹊仓公列传》

《史记·扁鹊仓公列传》是一篇信史,为什么说是信史呢?如果说司马迁记载黄帝的内容久远而不可考的话,还可以理解。但司马迁记述的扁鹊和仓公,距离司马迁生活的时期很近,大概相差二百五十年,相当于我们现在研究乾隆时期的一些历史事件,所以这个比较真实。

经文：

扁鹊者，勃海郡郑人也，姓秦氏，名越人。少时为人舍长。舍客长桑君过，扁鹊独奇之，常谨遇之。

1. 为什么学中医一定要学《史记·扁鹊仓公列传》

"扁鹊者，勃海郡郑人也，姓秦氏，名越人"

本篇我开始讲《史记·扁鹊仓公列传》，这篇文章我们上中学时学过部分类似内容，上大学时医古文课也断断续续地学过删减版。所以这篇文章的含金量被大大减少了。

我现在讲这篇文章，就是希望大家从里面能体会到中医的价值观、中医的伦理观、中医的方法论。就像学西医你一定要知道《希波克拉底誓言》一样，学中医，就一定要学《扁鹊仓公列传》。

《扁鹊仓公列传》是一篇信史（较为翔实可信的史书）。为什么说是信史呢？如果说司马迁记载黄帝的内容久远而不可考的话，还可以理解。但司马迁记述的扁鹊和仓公，距离司马迁生活的时期很近，大概相差二百五十年，相当于我们现在研究乾隆时期的一些历史事件，所以这个比较真实。

我们要感激司马迁。为什么呢？因为他是史上第一次系统为医生写传记的人。虽然医生在之前的一些史书里也偶然会出现，比如说某个人病入膏肓，提到了秦国的名医医和、医缓这些，但都是只言片语。像《扁鹊仓公列传》这样全篇幅的、大量文字介绍的，并且有历史档案作为依据的医生传记，几乎没有。

司马迁记载仓公的历史都是在汉文帝时期，距司马迁就更近了，司马迁生于景帝后期，离仓公也就三四十年的光景，并且我

> 就像学西医你一定要知道《希波克拉底誓言》一样，学中医，就一定要学《扁鹊仓公列传》。

> 我们要感激司马迁。为什么呢？因为他是史上第一次系统为医生写传记的人。

们也能从《扁鹊仓公列传》中看到《黄帝内经》在这两个人物中的传承。

> **延伸阅读 | 扁鹊应该读成 piān què**
>
> "扁鹊"的发音现在被大家约定俗成地读作 biǎn què，其实我个人认为应该念 piān què。
>
> 为什么呢？我们经常说"一叶扁舟"，"扁"就是小的意思。
>
> 据史书记载，扁鹊个子小，所以应该扁鹊是一个外号。

扁鹊是哪儿的人呢？渤海郡鄚（mào）人，司马迁也居住在渤海郡，这里是汉文帝时期设置的一个郡县（刘邦夺天下以后，分封同姓王，废除了秦始皇定的郡县制，凡是姓刘的同姓都给一块土地，然后分封建国。但到后期发现尾大不掉，出现了历史上轮回的问题。后来到了汉文帝时期，一个人犯了错，或者绝了后，就把国土收回来设置郡县。所以在扁鹊生活的时代没有"渤海郡"这个称呼，它是在汉文帝时期才设立的，正好处于几个省市的交界处，有天津的一部分、河北的一部分，还有山东的一部分）。

鄚在哪儿呢？鄚就是现在的河北任丘，原来叫县，现在叫市。周朝刚建立时分封建国，这里有个国家叫鄚国（旁边是中山国，再往北是燕国。慢慢地，中山国被赵国吞并，鄚国作为燕国的附属国，经常和赵国打仗，一会儿被割让，一会儿又被追讨回来，总之，老是在夹缝中求生存）。

扁鹊生活的年代，具体时间现在已经不可考了，但他肯定生活在春秋向战国过渡的阶段。当时，天下大乱（春秋和战国的分水岭是三家分晋——晋国被三个公卿士大夫给瓜分了，变成了三个国家——赵、魏、韩。与此同时，原来姜子牙的封地——齐国，被一个姓田的人篡党夺权，所以这个阶段是天下最乱的时候）。

任丘有一座扁鹊大庙，这是扁鹊的出生地，扁鹊死了以后身首分离，学生把他的头运回来，埋葬在河北的内丘县。所以扁鹊一会儿是郑国人，一会儿是赵国人，一会儿又是齐国人。因此，他从一个小国家出来周游列国，也是有原因的——"姓秦氏，名越人"，这是司马迁的记载。但后期经过考证，包括我们看到三申道长的《玄隐遗密》，发现司马迁的记载也有错误。其实这些人都有，但不是一个人，扁鹊是一个人，长桑君是一个人，都是《黄帝内经》的传承人。司马迁经过资料整理，把这些人的生平事迹都集中到一个人身上，也就能解释为什么在后面记述的很多故事中都有扁鹊，而且时间跨度长达三百年。

扁鹊是一个人，长桑君是一个人，都是《黄帝内经》的传承人。

延伸阅读 ｜ 为什么叫扁鹊

扁鹊是报喜鸟。东夷的图腾就是鸟，传说他们的祖先是吞了鸟蛋生出来的，所以东边的人对鸟有种图腾崇拜。

另一个原因是在扁鹊学派传承的过程中，有一个人的嗓音有点儿奇怪，比较高，比较尖，说话很着急，听起来就有点儿像鸟叫声。因为他的嗓音有点儿奇怪，所以被人起了一个外号叫"扁鹊"。这点在三申道长的书里也有印证。

东夷的图腾就是鸟，传说他们的祖先是吞了鸟蛋生出来的，所以东边的人对鸟有种图腾崇拜。

2. 扁鹊从小就懂如何待人接物、与人相处

> "少时为人舍长。舍客长桑君过，扁鹊独奇之，常谨遇之"

"少时为人舍长"，不用说了，这是一个小店家的头儿，这家店相当于Motel。因为河北任丘地处河北平原，东临渤海，西接保定，南面是沧州，北面是天津和北京，它属于交通要道，所以人来人往，而扁鹊就是任丘境内一家旅店的负责人（他年轻时就是干这个的，根本不是什么中医世家出身）。

舍客有个人叫长桑君的过来住店，"扁鹊独奇之，常谨遇之"——扁鹊很有眼力见儿。有句老话叫"车船店脚牙，无罪也该杀"。旧社会干这些行的，就是推车跑运输的人，划船的人，开旅店的人，替人推车、挑担的人，居于买卖双方之间从中撮合、赚取佣金的人，容易起歪心思、动坏心眼、挣钱不走正道，就叫"无罪也该杀"（我说过术不可不慎）。

这话怎么理解呢，就是正经人干这些行业也会做得很好，所以叫"扁鹊独奇之"。

待人接物是一门大学问，我们现在都是自命清高，不爱搭理别人，认为不跟任何人交往、不跟任何人交流，就能活得挺好。

还有一种是欺凌，欺男霸女，跟别人交往就是牺牲别人，满足自己，相当于泼皮牛二。这种人活不长。还有的人见风使舵，

见人说人话，见鬼说鬼话。以前北京饭馆门口都有个迎来送往的人，叫"撩高儿"，这是一个相当厉害的角色。是干吗的呢？维护老主顾，知道今天谁请客，大概需要吃多大的席面，让客人花钱花得舒服，办事办得体面。他们还有一套本事就是客人报的菜名脑子马上就记住了，不像现在要用纸、用iPad点菜，一个"撩高儿"能照顾全店的生意。

所以，在看人这件事上，首先扁鹊是有眼力见儿的，知道谁是高人，这叫"独奇之，常谨遇之"。

什么叫"常谨遇之"？"谨"就是严谨、谨慎、小心，有种很严肃认真、一丝不苟、不敢怠慢的意味。

更难得的是"常谨遇之"，现在的酒店客人提出过什么要求，他们的系统都有记录，比如你住过一次酒店，他们知道你要荞麦皮枕头，下次再订酒店的时候不用你再打电话就送过来了；这是靠电脑系统记录的，但古人都是靠脑子记住的。

延伸阅读 ｜ 人贵待人接物

其中涉及两件事：

第一，现在知识付费发展迅速，想学知识，我交钱，你教我；一手交钱，一手交货——其实不是那么回事。真正的老师不差那点儿钱，人家要的是你一个求学的态度；没有这种态度，告诉你你也接不住，所以最终你也学不会。

第二，"人而无恒，不可以作巫医"。一次、两次"谨遇之"可以，"常谨遇之"恐怕很难做到。

这种态度体现在很多方面，我们经常说"医不叩

> 你没有表现出求学的态度，老师不可能教你。

门""道不远人"，没有人哭着喊着求你跟老师学习知识；你没有表现出求学的态度，老师不可能教你。

大家都知道张良的故事——张良派刺客在博浪沙刺杀秦始皇，未遂，就四处逃难躲避。结果碰到一个叫黄石公的老人，黄石公故意把鞋掉到桥底下，让他去捡；他要不捡这事儿也就没下文了，但张良就捡了。其实黄石公要的只是张良的态度，黄石公传给张良的东西就是《黄帝书》，其中记载着用兵打仗的治国方略。

> 首先你是那个人，然后才有可能碰到这种机会。

我从小在姥姥家长大，跟老人相处得比较好，算是有眼力见儿，比较招老人喜欢。毕业后留校，当时留校的条件是必须搞行政，所以开始从门诊办公室做起，调节医患纠纷。后来到医院院办，又到大学校办，一直做这些事。这些事对我最大的锻炼就是，懂得了如何待人接物、与人相处，这是很难得的财富。后来碰到几位贵人，碰到很好的机缘，出国讲学，然后碰到周稔丰老先生。现在想起来，再读读扁鹊的故事和经历，真是深有感触——首先你是那个人，然后才有可能碰到这种机会。

第三十章
扁鹊为什么是古代神医

医生可以说是阅人无数。不是有句话叫"读万卷书不如行万里路,行万里路不如阅人无数"吗?医生的眼睛很毒,这个毒不是坏的意思,是很尖锐、很聚焦的意思。

经文：

长桑君亦知扁鹊非常人也。出入十余年，乃呼扁鹊私坐，间与语曰："我有禁方，年老，欲传与公，公毋泄。"扁鹊曰："敬诺。"乃出其怀中药与扁鹊："饮是以上池之水，三十日当知物矣。"乃悉取其禁方书尽与扁鹊。忽然不见，殆非人也。扁鹊以其言饮药三十日，视见垣一方人。以此视病，尽见五藏症结，特以诊脉为名耳。为医或在齐，或在赵。在赵者名扁鹊。

1. 扁鹊非常人

"长桑君亦知扁鹊非常人也。出入十余年，乃呼扁鹊私坐，间与语曰：'我有禁方，年老，欲传与公，公毋泄。'"

长桑君是什么人？做医生的。大家统计一下自己这辈子能碰到多少人，能跟多少人说上话、握个手？能跟多少人共事或者相处？其实就那么几个人。

医生不一样，医生可以说是阅人无数。不是有句话叫"读万卷书不如行万里路，行万里路不如阅人无数"吗？医生的眼睛很毒，这个毒不是坏的意思，是很尖锐、很聚焦的意思，所以长桑君也在观察扁鹊。

长桑君就是个住店的，扁鹊就是个伺候招待客人的，两个人就这样互相观察了十余年。

终于有一天，长桑君"乃呼扁鹊私坐"（古人都是席地而坐的，现在人们坐的是胡床——凳子）。然后"间与语曰：'我有禁方，年老，欲传与公，公毋泄。'"。长桑君跟扁鹊摊牌了，就说了一句话："我有一套传承禁忌的方术，我岁数大了，想传给你。第一，你要学会；第二，你学会以后不要乱说，不要乱传。"

什么是禁方？禁方是有禁忌、不能广泛传播的方术。

方不是方剂、方药，在古代叫方术。搞方术的人有两种，一种叫方生，一种叫方士。

区别在哪儿？方生是在气血、形体层面上给人治病调方的人；方士是沟通无形的东西的人。方生偏向医生，方士偏向道士。

> 方生偏向医生，方士偏向道士。

2. 传扁鹊禁方的长桑君，真不是一般人

> "扁鹊曰：'敬诺。'乃出其怀中药与扁鹊：'饮是以上池之水，三十日当知物矣。'乃悉取其禁方书尽与扁鹊。忽然不见，殆非人也"

> 在很多描写汉朝的历史剧里，仆役对主子的话表示应诺，会说"诺"。

现在，在很多描写汉朝的历史剧里，仆役对主子的话表示应诺，会说"诺"（一诺千金，则表示一种更庄重的承诺）。清朝是"嗻"或者"喳"。所有原文中有"敬诺"二字。表示答应、应允的意思。

接下来的事更蹊跷，长桑君"乃出其怀中药与扁鹊：'饮是以上池之水，三十日当知物矣。'"从怀里掏出一包药给扁鹊说："饮是以上池之水，三十日当知物矣。"然后，"乃悉取其禁方书尽与扁鹊"——全部给了扁鹊。

关于"上池之水"有几种解释：一种是露水；另一种解释说上池是地名，或者是泉水。

> 关于"上池之水"有几种解释：一种是露水；另一种解释说上池是地名，或者是泉水。

北海公园的琼岛上，有一个汉白玉石柱，上面的青铜人双手托着盘子——承露盘。这代表什么意思呢？古人发现，像铁器、铜器等金属，本来没有什么东西附着在上面；但在外面放一晚上，就会产生小半盘水。古人认为这叫"金生水"。现代人可以理解这是空气中的水蒸气凝结而层的。古人就认为这是上池之水、无根之水——无中生有的水，所以他们服用很多仙丹都用上池之水——承露盘中扫下来的水。

扁鹊学习禁方三十天后，长桑君突然不见了，因为他完成了自己的使命。结果司马迁后面说了一句话叫"*殆非人也*"，不是说他不是人，而是说他不是一般的人。

> 扁鹊学习禁方三十天后，长桑君突然不见了，因为他完成了自己的使命。

3. 扁鹊摸脉只是幌子，其实他一看病人就知道有什么病

> "扁鹊以其言饮药三十日，视见垣一方人。以此视病，尽见五藏症结，特以诊脉为名耳。为医或在齐，或在赵。在赵者名扁鹊"

扁鹊按照长桑君嘱咐的话吃药三十天，结果出现了一种状态——"视见垣一方人"。

"垣"是矮墙。现在人解释说扁鹊吃完药以后，眼睛就像X光机能透视，可以看见墙里的人。

> 现在人解释说扁鹊吃完药以后，眼睛就像X光机能透视，可以看见墙里的人。

> **延伸阅读** | "视"和"看"有什么区别
>
> "视"(視)的左边是"示"(示),右边是"见"(見)。视和看有什么区别?
>
> 视是闭着眼睛看到,看是肉眼看到。
>
> 有人说,闭着眼睛怎么可能看到东西呢?我说:"你做梦的时候眼睛是睁开的还是闭着的?你梦里出现的那些景象是怎么见到的?"这叫视。所以在视的状态下,大家要想一下,它是一种感,不是觉。
>
> 当然也有病态的视——幻视。史载扁鹊用上池的水服了药以后,出现了幻视现象。

视是闭着眼睛看到,看是肉眼看到。

史载扁鹊用上池的水服了药以后,出现了幻视现象。

"视见垣一方人"的意思是医生修炼出一种功夫、本事后,"以此视病"——以此给人看病。

中医认为,"望而知之谓之神"。我因为见过这样的老师,才相信这个历史记载是真实的。它也叫望气,就算你穿着很厚实的衣服,照样遮挡不住你的气,医生可以通过观察体表来推测内在的东西。

人们都说扁鹊的脉法好,其实他如果一上来就对病人说:"我不用摸脉,就能知道你的病在哪儿。"人家就觉得他是骗子,所以他只好以摸脉作为一个幌子。换句话说,古人四诊合参,望闻问切都要做的,这样才能做诊断。

赵国是扁鹊行医的主要地方。

就算你穿着很厚实的衣服,照样遮挡不住你的气,医生可以通过观察体表来推测内在的东西。

第三十一章
望气，我们都是用而不知

　　如果中医给病人下诊断，应该解释他的阴阳、表里、虚实、寒热，在这种务虚的层面进行判断。如果只是看到了肿瘤或者瘀血，但是解释不了为什么长在那儿，其他地方还有没有，就不叫诊断——这就是现在中医被误解的一个很大原因——很多人是用具象的方法，想从中医那里得到诊断，而中医的这种抽象的概念他们又理解不了，这就造成了沟通上的矛盾。

经文：

当晋昭公时，诸大夫彊而公族弱，赵简子为大夫，专国事。简子疾，五日不知人，大夫皆惧，于是召扁鹊。

1. "望气"是望什么

中医看病讲究望闻问切,有这么一种说法:"望而知之谓之神,闻而知之谓之圣,问而知之谓之工,切而知之谓之巧。"神圣工巧,缺一不可。

充分调动人的感官去收集信息,然后在心中形成一个像,这是需要功夫的。另外,值得强调的是,凡是通过肉眼,或者显微镜,包括电子显微镜、CT、核磁共振看到的东西,都是像,并不能完全揭示真相,想揭示真相一定要达到从具象到抽象的层次。

也就是说,如果中医给病人下诊断,应该解释他的阴阳、表里、虚实、寒热,在这种务虚的层面进行判断。如果只是看到了肿瘤或者瘀血,但是解释不了为什么长在那儿,其他地方还有没有,就不叫诊断——这就是现在中医被误解的一个很大原因——很多人是用具象的方法,想从中医那里得到诊断,而中医的这种抽象的概念他们又理解不了,这就造成了沟通上的矛盾。

> 想揭示真相一定要达到从具象到抽象的层次。

> 如果中医给病人下诊断,应该解释他的阴阳、表里、虚实、寒热,在这种务虚的层面进行判断。

> 在中医的传统里,看病的一种方法叫看气色。

延伸阅读 | 仪器检查不出人的晦气、喜气、杀气……但是人可以感觉到

我再讲一下望气,望气我们都是用而不知。

在中医的传统里,看病的一种方法叫看气色。色是什么?赤、橙、黄、绿、青、蓝、紫。

有的人脸色发黑,有的人脸色发青(其实是发蓝,

这种人的整个气象给人一种黑漆漆的、发蓝光的感觉）……

气就不好说了，它是一种综合的感觉，我们常说一个人丧气、晦气、喜气洋洋、杀气腾腾（目光里流露出一种杀气）……这种气用仪器能检查出来吗？检查不出来，但是人可以感觉得到。

古人看天象、地势，也叫望气，这些都是一致的。我们说天、人、地是三才合一的，所以"望"只不过是古代道家思想在人体上的一个具体应用，比如望山川之气。有的人搞堪舆，看风水的，经常说："左青龙，右白虎，头枕一座山，脚踏一条河，这叫风水宝地。"这就有点儿扯。为什么说扯呢？因为山川地貌只要没经过大的地震，基本就没有改变。

比如开国皇帝埋在这里，建国时国运昌盛，亡国时这里有什么改变吗？故宫选的位置挺好，建的也挺好，建国的时候是什么样？清朝覆灭的时候又是什么样？其实它的形没有变，那到底哪儿变了？气变了。所以真正看山川、看风水的人望的是气不是形。

我到陕西参观兵马俑的时候，导游说秦始皇选择埋在这里，是因为这里的风水怎么怎么好，我心想好个什么呀，十四年后就亡国了。

那到底秦始皇选的墓地地址是对还是不对？我认为有两种可能：第一，如果要说那里风水好，埋的就不是秦始皇；第二，风水理论不成立。

所以，对望气这种事有神秘的解释，有迷信的解释，也有实证的解释。如果一个人没有修行，没有健康，没有正常人的感和觉，没有敦敏，这些话就没法交流。

2. 扁鹊看的第一种病叫"五日不知人"

> "当晋昭公时,诸大夫彊而公族弱,赵简子为大夫,专国事。简子疾,五日不知人"

接下来我们看《扁鹊仓公列传》中扁鹊的第一个故事。

晋国建国很早,它是周朝的诸侯国,是周朝建立以后封唐叔虞在唐这个地方建的国,沿袭了七百多年。

晋文公是春秋五霸之一,他所处的年代比司马迁早三四百年。

晋昭公是公族,那时诸大夫有点儿尾大不掉,公族强而士大夫弱。历史上有个著名的故事叫赵氏孤儿,"病入膏肓"的出处也是这里,其实就是公族——晋侯力量强大,把底下的臣子给收拾了,把赵氏全家基本上全杀了,只留下一个孩子(屠岸贾四处追杀,把当时城里所有同龄的孩子全部杀死了)。这是什么?公族强而大夫弱。

但是风水轮流转,过了几十年以后就变成了诸大夫强而公族弱。这就是春秋末期的情况——一个是大国兼并小国,另一个是大国内部的国王被臣子们算计。

这时挑头的士大夫叫赵简子,他是一个很厉害的人物(有一个故事叫《东郭先生和狼》,里面记载的就是赵简子追一只狼,后来东郭先生非要救狼,最后狼被救以后,反而恩将仇报,对东郭先生反咬一

晋昭公是公族,那时诸大夫有点儿尾大不掉,公族强而士大夫弱。

春秋末期的情况——一个是大国兼并小国,另一个是大国内部的国王被臣子们算计。

口的故事）。

赵简子作为士大夫，一揽朝政。这时候突然"简子疾"（疾是突然发病的意思，来得快，去得也快，就看治得对不对，疾和病是不一样的）。表现出来的症状是"五日不知人"，意思是丧失了意识，但心跳、呼吸还在，有点儿像我们现在说的植物人（很多报道说多少年以后植物人被唤醒。据植物人的描述，人们宣布他死亡的时候，其实他的心里都清楚，只不过没法表达，不知人事，丧失了意识）。

"大夫皆惧"，这里说的大夫是谁呢？一是赵简子的同僚们，跟他平级的人，当时晋国设六亲——六个平行官员。再一个就是大夫底下的臣子们。

"于是召扁鹊"，这时大夫请来了扁鹊（我说过扁鹊不是赵国人，他是外国人）。

第三十二章

扁鹊连病人魂游体外都能够看得清清楚楚

不管是扁鹊治过秦穆公,还是扁鹊的老师治过,反正扁鹊告诉了董安于有这么一个医案——秦穆公就得过这种病,结果过了七天自己醒了,没做任何治疗。

经文：

扁鹊入视病，出，董安于问扁鹊，扁鹊曰："血脉治也，而何怪！昔秦穆公尝如此，七日而寤。寤之日，告公孙支与子舆曰：'我之帝所甚乐。吾所以久者，适有所学也。帝告我：'晋国且大乱，五世不安。其后将霸，未老而死。霸者之子且令而国男女无别。'"公孙支书而藏之，秦策于是出。夫献公之乱，文公之霸，而襄公败秦师于殽而归纵淫，此子之所闻。今主君之病与之同，不出三日必间，间必有言也。

1. 扁鹊视病真如神

> "扁鹊入视病，出，董安于问扁鹊，扁鹊曰：'血脉治也，而何怪！'昔秦穆公尝如此，七日而寤"

扁鹊看完病出来，这时赵简子的心腹大臣董安于问——"董安于问扁鹊"："我们的主公得的是什么病？"（董安于是著名的忠臣，而且是干臣，曾经设计、建造晋阳城。）

结果，扁鹊回答："没事。"

他为什么说没事呢？

"血脉治也，而何怪"，这句话的意思是，你别看他不省人事，但血脉没有乱，还是按照正常的情况在流动（一个是血，一个是脉——血是血管，脉是器藏。一个是走血的，一个是走气的）。

为什么赵简子会没有意识呢？扁鹊又举了一个例子（病人跟大夫交流，求的就是个心安，所以大夫一定要有耐心，而且要举一些过去成功的、有效的例子来安慰病人，不管是扁鹊治过秦穆公，还是扁鹊的老师治过，反正扁鹊告诉了董安于有这么一个医案），秦穆公就得过这种病，结果过了七天自然醒了，没做任何治疗。

血是血管，脉是器藏。一个是走血的，一个是走气的。

病人跟大夫交流，求的就是个心安，所以大夫一定要有耐心，而且要举一些过去成功的、有效的例子来安慰病人。

2. "你们看我昏过去了，其实我是出去玩去了"

"寤之日，告公孙支与子舆曰：'我之帝所甚乐。吾所以久者，适有所学也。'帝告我：'晋国且大乱，五世不安。其后将霸，未老而死。霸者之子且令而国男女无别。'公孙支书而藏之，秦策于是出。夫献公之乱，文公之霸，而襄公败秦师于殽而归纵淫，此子之所闻。今主君之病与之同，不出三日必间，间必有言也"

秦穆公醒了以后，告诉他的手下公孙支与子舆一些很奇妙的事："你们看我昏过去了，其实我是出去玩去了，灵魂飞升，游行于天地之间。我走了这么多天，还真学到了不少东西。学了什么呢？首先我得到了上苍的旨意，天帝告诉我：'晋国即将出现大乱，而且经历五世不安（世是代的意思，不是三十年的意思）。但大乱过后会出现一个人，变成各国诸侯的统领称霸天下（这里说的是晋文公），尽管他会称霸天下，却不会活太长。'"

晋文公的后代会做点儿什么事情呢？就是继续号令国家，"男女无别"——以前男女授受不亲，区别很大，但他们会在风俗上进行改变。

秦穆公说完以后，公孙支就把他的话记载了下来，而且

> 以前男女授受不亲，区别很大，但他们会在风俗上进行改变。

"书而藏之"（历朝历代皇帝都有这个起居录，他的一言一行都会被记载下来）。然后根据秦穆公神游天地学到的东西，秦国的国策就这么制定了。

历朝历代皇帝都有这个起居录，他的一言一行都会被记载下来。

后来发生的事跟秦穆公做的梦一模一样，"**男女无别**"就是开始淫乱。

扁鹊讲完这个故事以后，就跟董安于说："现在你的主公得的病和秦穆公一样，不出三天一定会缓解（"间"是缓解的意思），等他缓解醒来以后，一定会说点儿什么。"

这就是扁鹊被邀请视病的整个过程。

第三十三章
圆梦

在古代传统里，有个说法是"穷人治病，富人还钱"。医生给一些穷苦的人看病，有时会少收钱，甚至不收钱。而给有钱、有权、有势的人看病都收钱，然后再接济穷人。所以医生本身的价值很难估量，就看给谁看病了。

经文：

居二日半，简子寤，语诸大夫曰："我之帝所甚乐，与百神游于钧天，广乐九奏万舞，不类三代之乐，其声动心。有一熊欲援我，帝命我射之，中熊，熊死。有罴来，我又射之，中罴，罴死。帝甚喜，赐我二笥，皆有副。吾见儿在帝侧，帝属我一翟犬，曰：'及而子之壮也以赐之。'帝告我：'晋国且世衰，七世而亡。嬴姓将大败周人于范魁之西，而亦不能有也。'"董安于受言，书而藏之。以扁鹊言告简子，简子赐扁鹊田四万亩。

1. 扁鹊的病人赵简子做过什么梦

"居二日半,简子寤,语诸大夫曰:'我之帝所甚乐,与百神游于钧天,广乐九奏万舞,不类三代之乐,其声动心。有一熊欲援我,帝命我射之,中熊,熊死。有罴来,我又射之,中罴,罴死'"

过了两天半,赵简子真的醒过来了("寤"是醒来,"寐"是睡着。《关雎》里面有一句是"求之不得,寤寐思服",意思是不管是醒来,还是睡着,满脑子想的都是他)。

醒来以后他跟旁边的心腹大臣说:"我之帝所甚乐(这句话跟秦穆公说的一模一样),与百神游于钧天。"(钧天是古代对最高级别层次的描述,鸿钧老祖是孙悟空的老师,跟这个也有关。)

结果在天子这个级别,舞乐都配置得跟其他人不一样,不像我们臣子家里的这些歌舞。而且"其声动心"——声和音是不一样的,声是客观存在,音是主观感觉。而真正拨动你的心弦,就形成了一种感应,叫余音绕梁,三日不绝。外面有声音吗?没有,为什么脑子里会有回响?这就是音。

"有一熊欲援我"意思是说,有一头熊想用爪子拍我("援"是接近的意思),结果"帝命我射之",我领了天命就拿弓箭射它,一箭就把它射死了。

这还不算,又来了一头大熊,"我又射之,中罴,罴死",也就是说,赵简子接连干掉了两头凶猛的大型攻击性食肉动物。

> 钧天是古代对最高级别层次的描述。

> 声和音是不一样的,声是客观存在,音是主观感觉。

2. 扁鹊不仅做了医生的事，还做了政治家的事

> "帝甚喜，赐我二笥，皆有副。吾见儿在帝侧，帝属我一翟犬，曰：'及而子之壮也以赐之'。帝告我：'晋国且世衰，七世而亡。'"

赵简子杀死熊罴后，天帝非常高兴，就赏赐他两个篮子（笥是竹篮），里面还有东西。

我（赵简子）看见儿子也在天帝的旁边。（讲到这里，就有一个疑问了，赵简子都昏过去了，他能看见儿子站在天帝身边吗？很多人听我讲《黄帝内经》，听着听着就睡着了，有的人还梦见我，要是有一万个人梦见我，我得去一万个地方，但事实是这样的吗？）

天帝答应了将来还给我（赵简子）一只猛犬（"翟"，通"狄"。像东夷、西戎、北狄、南蛮，都是指当时没有开化的一些地方。狄是游牧民族，有牧羊犬，就跟西北有汗血宝马一样）。

天帝不仅给赵简子礼物，还答应将来等他儿子长大了，也要赐给他礼物，这样赵简子就会得到两件珍贵的礼物。而且"帝告我：'晋国且世衰，七世而亡。'"天帝告诉我："晋国这个国家人丁不会兴旺，统治不会延续下去，经过七代就会灭亡（七代就是一代一代，黄鼠狼下耗子，一代不如一代，就是世衰）。"

嬴姓将大败周人于范魁之西。

赢姓指赵家，晋侯是姓姬，是周王的同姓兄弟。鲁周公也是姬姓（姜子牙封到齐，就不是姬姓）。

赢姓想要取代晋国，虽然没说，但是会挑战周天子的权威，会在周天子的旁边——现在的魏城打一仗。

"而亦不能有也"中的"而亦"是一个语气词，表示连接、承接。这句话是说，尽管赢姓赵家挑战了周天子的权威，但取代不了周天子。

董安于听完了赵简子说的这些话，跟秦穆公对公孙支说的一样，赶紧"书而藏之"。书完之后很正经地告诉赵简子："在您病重、病危的时候，我们都慌了，非常害怕，于是请来了神医扁鹊。扁鹊给您看完病出来后，跟我说了一些话，而且讲了秦穆公的故事。"

陈胜、吴广造反，提前写了纸条放在鱼肚子里，然后捞上鱼剖开肚子取出纸条，上面写着"大楚兴，陈胜王"，也就是说不是我要造反，是老天爷让我造反，而且还让人出去学野狐狸叫。

试想一下，如果赵简子醒来自己这么说，估计大家也就半信半疑了。偏偏扁鹊也这么说，而且说得基本分毫不差，这就等于印证、推动、配合了赵简子要取代晋国的造反行为。所以扁鹊不仅做了医生的事，还做了政治家的事。

听完董安于的报告以后，"简子赐扁鹊田四万亩"。

扁鹊去世后被埋在河北内丘，这里就是他的四万亩封地。那么，医生治病到底该收多少钱呢？

在古代传统里，有个说法是"穷人治病，富人还钱"。医生有时会少收钱，甚至免费给一些穷苦的人看病。而给有钱、有权、有势人看病都收钱，然后，再接济穷人。所以医生本身的价值很难估量，就看给谁看病了。比如一个雕刻玉石的匠人，你说他的一个小时值多少钱？得看他雕的是什么料，料好的话工时

> 扁鹊不仅做了医生的事，还做了政治家的事。

> 在古代传统里，有个说法是"穷人治病，富人还钱"。医生有时会少收钱，甚至免费给一些穷苦的人看病。

> 医生本身的价值很难估量，就看给谁看病了。

就贵,料一般的话工时就便宜。所以医生治病的费用不太容易衡量。

扁鹊看一次病就得了四万亩地,但伺候帝王、王公大臣的收益大,风险也大。最后扁鹊也是因为给秦王看病,被秦王的太医暗杀了。成也萧何,败也萧何,没有那种气势,没有那般能量,还是不要介入这些事。

从以上这个故事我们得出一个什么结论呢?从古至今,从《黄帝内经》的记载到平日临床我碰到很多与梦境相关的症状——有的人梦与鬼交,不论男女,有的人一闭眼就来一个美男或者美女,然后云雨一番,第二天萎靡不振,非常苦恼;有的人总梦见去肮脏的厕所,就是下不去脚;还有的人总是梦见被人追赶;有的人总梦见丢东西;有的人总梦见考试……这些都是因为自己以前在精、气、神的"神"这个层面上受过刺激、伤害,没有得到解脱的缘故。

虽然现在我们没有达到扁鹊的水平,但我们可以通过人们叙述的梦境,调理他的身体,最后梦境就会得到改变。而且梦境的改变是病情解脱、真正除根的表现。

我之前讲过幻肢痛,有的人胳膊没了,但经常觉得胳膊疼或者手指疼,就是因为在精、气、神的"神"的层面没有得到解脱。

所以经过我们的治疗、调养,一些梦到与鬼交的人会梦到那个人很怨恨地说:"你好狠心,怎么这么对待我?"然后那个人就走了。还有人梦见吐出来或者从身体里面抓出来很多虫子、蛇……

第三十四章

什么叫起死回生

手脚冰凉,常见的解释是末梢循环不好,我们说这是气过不去。所以一般看人是不是死了,一个是摸身体是不是凉了、硬了,另外就是摸手腕桡动脉、颈动脉的搏动,还有看口鼻的呼吸,如果没气了,就是死了。

经文：

其后扁鹊过虢。虢太子死，扁鹊至虢宫门下，问中庶子喜方者曰："太子何病，国中治穰过于众事？"中庶子曰："太子病血气不时，交错而不得泄，暴发于外，则为中害。精神不能止邪气，邪气畜积而不得泄，是以阳缓而阴急，故暴蹷而死。"扁鹊曰："其死何如时？"曰："鸡鸣至今。"曰："收乎？"曰："未也，其死未能半日也。""言臣齐勃海秦越人也，家在于郑，未尝得望精光，侍谒於前也。闻太子不幸而死，臣能生之。"中庶子曰："先生得无诞之乎？何以言太子可生也！臣闻上古之时，医有俞跗，治病不以汤液醴洒，镵石挢引，案扤毒熨，一拨见病之应，因五藏之输，乃割皮解肌，诀脉结筋，搦髓脑，揲荒爪幕，湔浣肠胃，漱涤五藏，练精易形。先生之方能若是，则太子可生也；不能若是而欲生之，曾不可以告咳婴之儿。"

1. 所有征兆都证明太子已经死了，扁鹊却想起死回生

> 其后扁鹊过虢。虢太子死，扁鹊至虢宫门下，问中庶子喜方者曰："太子何病，国中治穰过于众事？"中庶子曰："太子病血气不时，交错而不得泄，暴发于外，则为中害。精神不能止邪气，邪气畜积而不得泄，是以阳缓而阴急，故暴蹶而死。"扁鹊曰："其死何如时？"曰："鸡鸣至今。"曰："收乎？"曰："未也，其死未能半日也。""言臣齐勃海秦越人也，家在于郑，未尝得望精光，侍谒於前也。闻太子不幸而死，臣能生之"

有个成语叫假途灭虢（guó），说的是春秋早期，晋国为了拓展疆土，就借道虞国去打虢国。结果虞国的虞公贪图小利，同意晋国通过自己的国境去打虢国。当时大臣说："唇亡齿寒，你借道给他，他反过来收拾你怎么办？"虞公不信，认为晋国与虞国是同宗，结果晋国打完了虢国，捎带着把虞国也灭了。

虢国存续的时间不长，所以本篇讲的故事发生在春秋早期。上一篇说的扁鹊给赵简子看病，是在春秋末期，相差了有近三百年，因此这里的扁鹊不是一个人，而是一个学派的很多人。

历史上有四个虢国，我们现在初步认定本文中的虢国在河南三门峡和山西平陆，也就是从河南到山西必定要经过的一个地方。

> 这里的扁鹊不是一个人，而是一个学派的很多人。

> 虢太子死，扁鹊至虢宫门下，问中庶子喜方者曰："太子何病，国中治穰过于众事？"

扁鹊带着学生路过虢国的时候，正好碰上虢国太子去世，扁鹊就主动来到虢公的王宫。

中庶子是个官名，主要任务是选拔几个跟太子年纪差不多的学生，跟太子一起读书。中庶子又是"喜方者"——喜欢方术。中医是巫觋的传承，后来变成了方生和方士。

> 中医是巫觋的传承，后来变成了方生和方士。

太子死了，扁鹊就主动询问中庶子："太子得了什么病？以至于国中很多人纷纷举办驱鬼、驱邪、祈福的仪式，替这个太子祈福禳灾"。——"国中治穰（"穰"应该是一个错别字或者假借字，应该是"禳"。治穰，就是替太子消灾祈福的仪式）过于众事？"

"中庶子曰：'太子病血气不时'"里说的都是很高级的术语，中庶子不愧是个"喜方者"。

所谓"血气不时"，就是太子的血气没有按照季节的变化而变化（人居天地之间，本该顺应天地的变化——春生、夏长、秋收、冬藏）。比如春天了，血气本来要生发，他反而收敛；秋天、冬天本来要收敛闭藏，他反而生发。

总之，不知道太子具体是哪个季节得的这个病，反正就是不合时宜（现在人们坐飞机旅游、出差，经常需要倒时差，这也是不合时宜。甚至有的人从南半球飞到北半球，从北半球飞到南半球，这是倒季差——本来在北半球是春天，跑到澳大利亚了就是秋天，这也叫"血气不时"。很多人身体强壮无所谓，倒时差睡一觉就缓过来了，倒季差就不容易。很多人身体弱的话，这么折腾就很容易发病）。

> 现在人们坐飞机旅游、出差，经常需要倒时差，这也是不合时宜。

> 交错不得泄，暴发于外，则为中害。

因为太子的气血流动出现了逆乱，而且闭藏在里面，外面突然又出现了很严重的症状（外面出现症状是因为里面出现了错乱），所以说明内脏受到了损害。所以太子的"精神不能止邪气"——正气战胜不了邪恶之气，"邪气蓄积而不得泄"。

中医认为，治疗外感病（风、寒、暑、湿、燥、火），一定要给外邪以出路。比如发汗，就让人散风、散汗。还有温病的治法——让热毒透发于表，比如让病人出疹子，疹子不透发出来，或者透发不畅，邪气就会结在体内。

所以，治疗对路的话，外邪会从体表、从脾胃里、从肠道走。如果逆着，就叫"温邪上受"，外邪会首先犯肺，逆传心包，顺传脾胃。

是以阳缓而阴急，故暴蹶而死。

"阳缓而阴急"，这也是中医术语。阳气缓，就是阳气不给力，阴气变得很盛，所以叫"暴蹶而死"。蹶就是阴阳气不得顺接，手脚冰凉就叫四肢厥冷，一头栽倒不省人事，叫晕厥、昏厥。

> 中医认为，治疗外感病，一定要给外邪以出路。

> 治疗对路的话，外邪会从体表、从脾胃里、从肠道走。

延伸阅读 | 手脚冰凉的原因：阳气不足，气性不好，脾气大

手脚冰凉很常见，一个原因是阳气不足，另一个原因是气性不好，脾性大（那些内心受伤害、姥姥不疼、舅舅不爱的人容易手脚冰凉）。

手脚冰凉有几个层次，一般指关节、掌指关节以下凉，或者手腕以下凉。手凉过肘，就比较危险了。手脚冰凉，常见的解释是末梢循环不好，我们说这是气过不去。所以一般看人是不是死了，一个是摸身体是不是凉了、硬了，另外就是摸手腕的桡动脉、颈动脉的搏动，看口鼻的呼吸，如果没气了，就是死了。

> 蹶就是阴阳气不得顺接，手脚冰凉就叫四肢厥冷，一头栽倒不省人事，叫晕厥、昏厥。

总之，中庶子说了一堆道理，宣告了虢国太子死亡。

扁鹊曰："其死何如时？"曰："鸡鸣至今。"曰："收乎？"曰："未也，其死未能半日也。"

扁鹊问："其死何如时？"就是说太子是什么时候去世的。中庶子说："鸡鸣至今。"鸡鸣有两个含义，一个是半夜鸡鸣，这是天鸡——天上有掌管时辰的鸡（李白写的一首诗里提到了"天鸡"，"半壁见海日，空中闻天鸡"）；老百姓家的鸡不是半夜鸡叫，而是五更鸡叫（"三更灯火五更鸡，正是男儿读书时"）。

然后扁鹊又问："尸体收殓了吗？装椁了没有？"中庶子回答："还没有，他死了没有半天。"

言臣齐勃海秦越人也，家在于郑，未尝得望精光，侍谒于前也。

也就是说，扁鹊应该是上午去的王宫，所以"未能半日也"。扁鹊接着说："言臣齐勃海秦越人也。"

在这里，他没说自己叫扁鹊，而自称秦越人。也没说渤海郡，因为当时他是郑国人，处于燕、赵、齐三个国家交界的地方。这时他自称齐，所以有一种说法是扁鹊是齐国人。

未尝得望精光，侍谒于前也。闻太子不幸而死，臣能生之。

扁鹊非常客气地说："我以前没有机会跟太子接触、侍奉，没有机会仰望你们的金光。今天我听说太子不幸而死，但我还想试试，看看能不能救活他。"这句话说得有点儿大，但我觉得是扁鹊的本义。

2. 扁鹊凭什么能起死回生

中庶子曰:"先生得无诞之乎? 何以言太子可生也! 臣闻上古之时,医有俞跗,治病不以汤液醴酒,镵石挢引,案扤毒熨,一拨见病之应,因五藏之输,乃割皮解肌,诀脉结筋,搦髓脑,揲荒爪幕,湔浣肠胃,漱涤五藏,练精易形。先生之方能若是,则太子可生也;不能若是而欲生之,曾不可以告咳婴之儿。"

中庶子一听就不干了,他要是不懂中医,也就算了,偏偏他还懂点儿中医。所以听完扁鹊这么说后,他说:"你也太荒诞了吧? 凭什么你说能救活太子? 我听说上古之时,有一位名医叫俞跗(yú fū,传说中黄帝身边的名医),擅长外科手术,能够移精变气,治病不用汤液醴(lǐ)酒(有的地方记载为"汤液醪酒",这些都是我们用的中药制剂,汤是开水。用开水泡出来的叫饮,用开水一冲就行,比如大黄黄连泻心汤,其实也是饮。液需要煎熬煮,浓稠一些。醴是用酒来煎药。有的动物蛋白不溶于水,溶于酒,古代没有高度白酒,都是米酒、浊酒、清酒,酒就是泡着药物的酒),镵石挢引(镵是镵针,古代用的针灸的针有各种制式,一共有九种形状,各种针都有自己的用途。这个镵针有一个膨大的头,头上有尖,用来切开伤口引流排脓。我们现在基本上用的是毫针,是古代九针的一种。而且古代的制针工艺不像现在这么精致,比较粗。所以古代扎针的刺激度比

> 液需要煎熬煮,浓稠一些。醴是用酒来煎药。

> 我们现在基本上用的是毫针,是古代九针的一种。

较大，得气比较容易。现在的毫针就不太容易，做各种手法才能让人有感觉。石就是砭石，我在讲《黄帝内经·素问·异法方宜论》的时候说过，有个成语叫针砭时弊，就是从中医来的。挢引就是导引按跷，《黄帝内经·素问·异法方宜论》里讲中医的六异，中原人"食杂而不劳"，治病方法就是导引按跷——把人放在案子上做推拿、按摩），"**案扤（wù）毒熨**"（"案扤毒熨"也是中医治病救人的一种方法。毒是毒药，有毒的东西不见得有害，有毒的东西会以毒攻毒，照样可以治病。比如砒霜，那得分谁用，用多大剂量，什么时候用，掌握得好它就能治病救人，所以光说有毒、没毒没有意义。毒就是药的偏析，关键看你怎么利用它。熨就是用烤热的石头或者金属，去熨烫、抚慰身体）。

这些本来都是中医治疗疾病的手段和方法，但俞跗却不屑于用这些方法来治病，而是随便这么一伸手点穴、弹拨——"**一拨见病之应**"，让内脏的精气从这个穴位出来，邪气也从这里出去——"**因五藏之输**"（输是穴位）。所以叫根据内在五脏的病，然后在体表上一拨，五脏就有反应。

于是开始做手术——"**割皮解肌**"（中医不是没有外科，而是失传了）。

接下来是"**诀脉结筋，搦（nuò）脑髓，揲（dié）荒爪幕**"，这些都是中医术语。

脉一共是两个，一个是流动血液的、有形的血管，另一个是流动精气的经络，经脉能疏通结筋。现在人们身上有很多筋疙瘩，都是扭伤或者长时间劳作以后留下的筋结。

"**搦髓脑**"的意思是这样做以后甚至还能影响人的脑髓、脊髓和骨髓。"**揲荒爪幕**"的"荒"通膏肓的"肓"，意思是病入膏肓你用针刺、艾灸都触及不到，所以必须动手疏通六脏六腑的募穴。（我认为"幕"通募穴的"募"，六脏六腑在胸腹部有反应点，都有它的募穴——人脏腑之气聚集的地方。）

"湔（jiān）浣肠胃，漱涤五脏"就是把肚皮拉开，把肠子洗干净了再放回去。最后叫"练精易形"，"练精"就是移精变气，这就涉及一些特殊的中医治法，在这不多讲了。

总的来说，就是古代有这么一个著名的大夫俞跗，除了中医的六艺之法外还会别的神奇医技。

中庶子说："你要是俞跗转世，有他那样的本事（方就是本事），那太子就能活。如果你做不到这一点而吹牛说能让他活过来，这就是哄三岁孩子。"

这句话等于是拒绝了扁鹊。

> 古代有这么一个著名的大夫俞跗，除了中医的六艺之法外还会别的神奇医技。

第三十五章
扁鹊的高级抽象思维能力无人能比

人体的病会从体表表现出来，而古代大医治病，有时候全靠一种感应——"不出千里，决者至众"，甚至可以做到"不可曲止也"。

经文：

终日，扁鹊仰天叹曰："夫子之为方也，若以管窥天，以郄视文。越人之为方也，不待切脉望色听声写形，言病之所在。闻病之阳，论得其阴；闻病之阴，论得其阳。病应见于大表，不出千里，决者至众，不可曲止也。子以吾言为不诚，试入诊太子，当闻其耳鸣而鼻张，循其两股以至于阴，当尚温也。"

1. 所有常规的检查和治疗方法，扁鹊都不需要

> "终日，扁鹊仰天叹曰：'夫子之为方也，若以管窥天，以郄视文。越人之为方也，不待切脉望色听声写形，言病之所在。'"

太子从鸡鸣时"死"了半天，到中午扁鹊来了说能救，中庶子不答应，于是又拖延了半天，到了黄昏。扁鹊仰天长叹："你要是这么学中医（中庶子说的全是堂而皇之的话，用的都是高精尖的中医术语。从古至今有很多这种吹牛的医生，一到临床上什么都不会），就是透过管子观天，只能看到那么一小块地方，还觉得天就是那么大。（有个成语叫管中窥豹，意思是人要有高级的抽象思维能力，见一叶而知秋。如果你能"尝一脔肉，而知一镬之味，一鼎之调"也行，问题是你就知道那么多，老师教你给"1"，你顶多学"0.5"，不可能举一反三。为什么？因为没有想象力。）看到花纹，你只能看到局部（"郄"是缝隙，"文"是花纹）。我秦越人行医，切脉、望色、听声、写形（"写形"就是摸到他的形体，包括切脉和探查他的穴位，言病之所在），这些都不需要（上一篇讲了，扁鹊能"视见垣一方人"，以诊脉作为幌子。这是扁鹊自己承认的）。直接就可以说出公子有什么病。"

> 从古至今有很多这种吹牛的医生，一到临床上什么都不会。

> 老师教你给"1"，你顶多学"0.5"，不可能举一反三。为什么？因为没有想象力。

2. 扁鹊治病，有时候全靠一种抽象的感应

"闻病之阳，论得其阴；闻病之阴，论得其阳。病应见于大表，不出千里，决者至众，不可曲止也。子以吾言为不诚，试入诊太子，当闻其耳鸣而鼻张，循其两股以至于阴，当尚温也。"

这句话的意思是你让我看一面，我就知道其他面是什么。你说他发烧，我知道他身体的哪个部位是凉的。你说他身体有阴寒凝聚的地方，我就知道他有的地方肯定是热的。就比如说，你告诉我你有抑郁症，但我诊断完告诉你不是抑郁症，或者你本身抑郁得很厉害，却假装开朗地到我这里说："我不抑郁。"我也会告诉你："别装。"我们中医还是有这个诊断的本事的。

人体的病会从体表表现出来，而古代大医治病，有时候全靠一种感应——"不出千里，决者至众"，甚至可以做到"不可曲止也"，这些话我跟你说三天三夜也说不完，说了你也听不懂，没法说。

"如果你觉得我说的这些都是假话，劳驾摸一下太子的身体，应该能听到他的耳朵里有响声，鼻子还在扇动，还在进气、出气，然后你摸他大腿内侧，再摸他的裆部，应该还是有体温的。"

前面说的那些话别人不信，说你吹牛，所以后边得落实，"善言天者，必有验于人；善言古者，必有合于今。"——你讲道理我觉得没有意义，讲也听不懂，那就要来实证。结果，扁鹊这么一说，中庶子就按扁鹊的话去做了。做的结果如何？且听下节分解。

第三十六章

人到要救命的时候，别说求医生，有根稻草都想抓住

　　医者父母心，病人有时见到能拯救、帮助自己的医生，确实不管他的岁数多大，都会有种放松、依赖的心情，仿佛找到了一个支撑点。有了支撑点以后，就可以放肆地放下自己的伪装和束缚，流露真情。有的人信了一些宗教，见到师父也有这种感觉。所以这种极度的信任、发自肺腑的表达，为治疗创造了很好的条件。

经文：

中庶子闻扁鹊言，目眩然而不瞚，舌挢然而不下，乃以扁鹊言入报虢君。虢君闻之大惊，出见扁鹊于中阙，曰："窃闻高义之日久矣，然未尝得拜谒于前也。先生过小国，幸而举之，偏国寡臣幸甚。有先生则活，无先生则弃捐填沟壑，长终而不得反。"言未卒，因嘘唏服臆，魂精泄横，流涕长潸，忽忽承睫，悲不能自止，容貌变更。

1. 扁鹊不光医术高，品德也高

"中庶子闻扁鹊言，目眩然而不瞚，舌挢然而不下，乃以扁鹊言入报虢君。虢君闻之大惊，出见扁鹊于中阙，曰：'窃闻高义之日久矣，然未尝得拜谒于前也。先生过小国，幸而举之，偏国寡臣幸甚。有先生则活，无先生则弃捐填沟壑，长终而不得反。'"

上次说到了扁鹊跟中庶子在王宫的大门口辩论，辩论到最后没办法了，扁鹊说，你不信的话去看看，摸摸太子的身体。

中庶子闻扁鹊言，目眩然而不瞚。

"眩然"是眼前发黑，"瞚（shùn）"是眨眼的意思。中庶子听了扁鹊的话，一下眼前发黑，眼睛都不眨。

舌挢然而不下。

中庶子的舌头也翘上去了，其实这是表示一种震撼。从语言交流来讲，意识层面的触动不可能产生这种效果，我个人认为还是扁鹊气场强大的原因。

其实中庶子这种人最难对付，一张白纸你说什么它就是什么，可是如果它本身有颜色，你还得给它去了颜色，才能给它着色。但从这里也能看出中庶子是一个好人，一般人如果被驳斥以后，就会产生敌对心理，从意识层面、从内心的认同层面不配合。

> "眩然"是眼前发黑，"瞚（shùn）"是眨眼的意思。

> 一张白纸你说什么它就是什么，可是如果它本身有颜色，你还得给它去了颜色，才能给它着色。

"乃以扁鹊言入报虢君",中庶子被扁鹊说服了,于是把扁鹊的话汇报给了虢君。

虢君闻之大惊,出见扁鹊于中阙,曰:"窃闻高义之日久矣,然未尝得拜谒于前也。"

人到无助的时候,要救命的时候,别说求医生救你,有根稻草你都会抓住,所以虢君赶紧"出见扁鹊于中阙"。

中阙不是门口,中庶子已经把扁鹊迎到宫里了(阙是一个缺口,是一个大门,天安门城楼有五个门洞,最中间、最大的叫巨阙,这是君主走的地方)。

虢君的修养非常高,非常客气地对扁鹊说:"我早就听说过您是一位很有名的大夫("高义"的意思是不光医术高,品德也高,"义"字有点儿牺牲自己拯救别人的意思。而且中国几千年历朝历代对医生的评价,有医术不算什么,医德高,才算本事),但从来没有好好拜见过先生——'未尝得拜谒于前也'"。就是同一层次的人好交流,大家都这么有自尊,而且尊重别人。

先生过小国,幸而举之,偏国寡臣幸甚。

虢君接着说:"先生您经过我们这个小国,是我有幸得到您的抬举。也确实是我们的幸运啊——'偏国寡臣幸甚'。"在这里,"偏国"是指地理位置,"寡臣"是说我的德行不够(以前君王都自称寡人,寡是寡德之人)。

有先生则活,无先生则弃捐填沟壑。

有先生给他救治,他就能活下来;没有先生的话,我们只能捐弃沟壑。

以前人们不叫医生,叫先生。我妈的老师马衡枢,一辈子都被称作马先生。"先生"这个词是很尊重的,而且没有性别之分,女老师也可被称作先生。

"长终而不得反"是说如果没有先生伸手救，我儿子就死定了，不可能回来了。

2. 只有信任医生，才可能为治疗创造良好的机会

"言未卒，因嘘唏服臆，魂精泄横，流涕长潸，忽忽承映，悲不能自止，容貌变更"

虢君的话没说完，就泣不成声了，鼻涕一把泪一把。这是一种真实的情感。我们想一想，如果幼年丧母，少年丧父，中年丧妻，老年丧子，随便哪一种，都是一件非常痛苦的事。

"魂精泄横"是说，中医讲"肝藏魂""肝开窍于目"，眼泪叫"魂精"。

文章写得真是高级，用的词都那么专业、精准。比如眼泪少的时候，就顺着流。苏小妹讽刺他的哥哥苏东坡是"驴脸"："去年一滴相思泪，今年未流到腮边。"如果眼泪的量大，就不是顺着流，而是横着流。

"流涕长潸"说的是涕泪交流，其实眼睛跟鼻子是通的，有一根鼻泪管。所以很多人的眼泪流不出来，鼻涕流出来了，不是感动得流鼻涕，而是眼泪流到鼻泪管里变成了鼻涕。

> 如果幼年丧母，少年丧父，中年丧妻，老年丧子，随便哪一种，都是一件非常痛苦的事。

> 涕泪交流，其实眼睛跟鼻子是通的，有一根鼻泪管。

"忽忽承睫"是说泪珠挂在睫毛上（从侧面反映出虢君的眼睫毛很长，文字描述得真是生动而形象）。

悲不能自止，容貌变更。

悲是分离时那种痛心的感觉。悲从中来，不能自止。

什么是"容貌变更"？我不知道您有没有注意过别人哭的样子，当然美女哭得梨花带雨，尽管是哭，但很可爱、很美……

这句话的意思是，虢君经历了丧子之痛，到现在根本顾不上自己的形象了。

医者父母心，病人有时见到能拯救、帮助自己的医生，确实不管他的岁数多大，都会有种放松、依赖的心情，仿佛找到了一个支撑点。有了支撑点以后，就可以放肆地放下自己的伪装和束缚，流露真情。有的人信了一些宗教，见到师父也有这种感觉。所以这种极度的信任、发自肺腑的表达，为治疗创造了很好的条件。

第三十七章
世间有一种假死叫"尸蹶"

正常人的心跳是有规律的,稍微有点儿病的人心脏是有规律地停跳。另外一种是乱跳,我们叫屋漏,就像房檐上漏下的雨滴一样,没有任何规律,这说明心脏出现了很大的问题。

这时人会出现几种状态:面色改变,身体变得冰凉,躺在那里一动不动,就像死了一样。这就是扁鹊告诉虢君的"形静如死状,太子未死也"——其实人没死,阴阳还在身体里面交争。

经文：

扁鹊曰："若太子病，所谓'尸蹶'者也。夫以阳入阴中，动胃缠缘，中经维络，别下于三焦、膀胱，是以阳脉下遂，阴脉上争，会气闭而不通，阴上而阳内行，下内鼓而不起，上外绝而不为，使上有绝阳之络，下有破阴之纽，破阴绝阳，色废脉乱，故形静如死状。太子未死也。夫以阳入阴支兰藏者生，以阴入阳支兰藏者死。凡此数事，皆五藏蹶中之时暴作也。良工取之，拙者疑殆。"

1. 有一种病叫"尸蹶"

"扁鹊曰:'若太子病,所谓'尸蹶'者也。夫以阳入阴中,动胃繵缘,中经维络,别下于三焦、膀胱,是以阳脉下遂,阴脉上争,会气闭而不通,阴上而阳内行,下内鼓而不起,上外绝而不为使,上有绝阳之络,下有破阴之纽,破阴绝阳,色废脉乱,故形静如死状。太子未死也。'"

看到虢君如此悲伤欲绝,扁鹊就说:"若太子病,所谓'尸蹶'者也。"您儿子得的这种病叫尸蹶(扁鹊很会说话,此刻,他没对虢王说他儿子死没死)。第一,他不动,没有意识,没有反应;第二,蹶是手脚冰凉。

(这里的尸不是死尸的"尸",古代的"尸"有两个字,一个是现在用的"尸",还有一个是"尸"底下加个"死",这两个字同时存在。古人祭祀的时候不用泥塑的、石刻的木偶,而是用活人,把他摆在那个位置上,代表祖先或者神明的形象,供底下人朝拜。那个人的特点就是一动不动,所以有个成语叫"尸位素餐"。古代的"尸"和现在的"尸"完全是两个概念。我们经常说"行尸走肉","行尸走肉"中的"尸"也不是死人的意思。)

夫以阳入阴中,动胃繵缘,中经维络,别下于三焦、膀胱。

> 古代的"尸"和现在的"尸"完全是两个概念。

> "行尸走肉"中的"尸"不是死人的意思。

这里说的是很专业、很高级的中医术语，别说一般人听不懂，我也得反复查文献，才能了解个大概。所以中医的诊断一定要到抽象的层次，抽象的层次一定要到无形的气的层次。

阳气入到阴血里面，就会出现"动胃缠缘"。"缠"有捆绑、缠绕的意思，"缘"是边缘。所以阳气进去以后，胃就受到了影响。

"中经维络"的"维"也有约束的意思，在经络里也会影响气血的运行。

"别下于三焦、膀胱"，六腑里面有三焦和膀胱，现在人都知道五脏六腑，但说不清五脏六腑是什么。

阳脉下遂，阴脉上争，会气闭而不通，阴上而阳内行，下内鼓而不起，上外绝而不为，使上有绝阳之路，下有破阴之纽，破阴绝阳，色废脉乱，故形静如死状。

这段话的大意是什么呢？阳气陷入到阴血脉或者是内脏里面之后，第一是缠绕，第二是冲动。胃的经脉受到损伤，脉络被阻塞，结果胃气另寻别道，下注到了三焦和膀胱里，最后导致阳脉下遂，阴气上升，阴阳两气交争，互相阻塞，不能通畅。结果阴气又逆而上行，导致阳气内闭；阳气陡然再下，在内鼓动不能上升，在外被阻绝，不能被阴气遣使，在上隔绝阳气的脉络，在下又破坏了阴气的节点。如此，阴气被破坏，阳气被隔绝，人就会面如死灰，脸色特别难看。

色废而脉乱，故形静如死状。太子未死也。

这句话中的"脉乱"是指心跳没有节奏，也就是现代医学说的房颤。

正常人的心跳是有规律的，稍微有点儿病的人心脏是有规律地停跳。另外一种是乱跳，我们叫屋漏，就像房檐上漏下的雨滴一样,没有任何规律,这说明心脏出现了很大的问题。

这时人会出现几种状态:面色改变,身体变得冰凉,躺在那里一动不动,就像死了一样。这就是扁鹊告诉虢君的"*形静如死状。太子未死也*"——其实人没死,阴阳还在身体里面交争。

2. 上工治未病,中工治已病,下工不仅治不好病,还会把人治坏

> "夫以阳入阴支兰藏者生,以阴入阳支兰藏者死。凡此数事,皆五藏蹶中之时暴作也。良工取之,拙者疑殆"

第一段话也是中医术语,意思是如果太子是以阴入阳的话,那我也不会伸手救治,只不过他现在还没死。

"良工"以前叫上工,上工就是好医生——上工治未病,中工治已病,下工不仅治不好病,还会把人治坏。

"疑",不是不信,而是心里不明白,拿不定主意。拿不定主意又叫惑。

"殆"就是完全放弃了。

其实,扁鹊这样说已经打了中庶子的脸了——说了半天,赶紧动手吧,实践是检验真理的唯一标准,你前面说了那么多让人听不懂的话,咱们接下来就落到实际吧。

正常人的心跳是有规律的,稍微有点儿病的人心脏是有规律地停跳。另外一种是乱跳,我们叫屋漏,就像房檐上漏下的雨滴一样,没有任何规律,这说明心脏出现了很大的问题。

"疑",不是不信,而是心里不明白,拿不定主意。拿不定主意又叫惑。

第三十八章
中医的使命就是充分唤醒、恢复、发挥利用人的自愈能力

中医治病靠什么？中医能促进自愈，利用天赋的本能，让病人自己恢复，这不是本事吗？我在临床上见过有些人的伤口总是不愈合，缝住了又崩开，或者缝住了也不愈合。所以，伤口到底是医生缝住的，还是病人长好的？这个问题值得我们好好思考。

经文：

扁鹊乃使弟子子阳厉针砥石，以取外三阳五会。有间，太子苏。乃使子豹为五分之熨，以八减之齐和煮之，以更熨两胁下。太子起坐。更适阴阳，但服汤，二旬而复故。故天下尽以扁鹊为能生死人。扁鹊曰："越人非能生死人也，此自当生者，越人能使之起耳。"

1. 扁鹊是如何让"尸蹶"的太子醒过来的

> "扁鹊乃使弟子子阳厉针砥石,以取外三阳五会。有间,太子苏。乃使子豹为五分之熨,以八减之齐和煮之,以更熨两胁下"

子阳是扁鹊的一个传承人,后世有记载。

"厉针"是磨针,因为针用过以后会钝,以前医生都带一块磨刀石。磨针也有讲究,不能单面磨,要磨得跟刀刃一样,转着圈磨。砥石也是治疗的用具,需要打磨。

那么取什么穴位呢?"取外三阳五会。"

现在,人们对这句话有很多解释,有种说法是,取的是百会穴,我不同意这种说法。

中医把六脏六腑分阴阳,一般六脏统属的经络在体表内侧——上肢在手臂掌心一侧,下肢在腿的内侧。

外三阳是六腑的经络所在,一共有六条经脉。

五会是个特殊的穴,中医有三百六十一个穴,其中有两个穴位叫五会——一个叫天五会,一个叫地五会。

现在经络表上还有地五会,它在脚上,是胆经倒数的第三个穴,在足临泣的下面,位于脚背第四趾和第五趾的中间靠上一点。天五会在哪?就在脖子颈动脉上面一个叫人迎穴的地方,此处旁边有五个名字带"天"的穴位,所以这个穴位是最重要的,

磨针也有讲究,不能单面磨,要磨得跟刀刃一样,转着圈磨。

中医把六脏六腑分阴阳,一般六脏统属的经络在体表内侧——上肢在手臂掌心一侧,下肢在腿的内侧。

有的人颈动脉有斑块，其实跟天五会有关。

中医诊脉讲究三部九候，其中特别要注重哪儿呢？就是人迎脉和寸口脉，互相要比照。这是一门很高级的学问，因为人体向头脑和躯体四肢供血是不一样的。检查时，人迎脉和寸口脉我们都要摸，所以取的穴位是外三阳。

五会也是足阳明胃经的一个大穴。"厉针砥石"以后，我认为是用砭石去刮外三阳，砭石取的不是某个穴，而是取外三阳这一片。然后针刺人迎穴——针刺颈动脉搏动处，这需要很高级的手法。

过了一会儿，虢国太子苏醒过来了（"苏"有两个意思，一个是复苏，就是身体变暖了；另一个是苏醒，意识回来了。本句的意思就是意识回来了，但魂还没回来）。他苏醒以后就好办了。

于是，扁鹊让另一个学生子豹掌握好治疗的分寸，用石头或者铁器来熨烫身体，"以八减之齐和煮之"（"八减之齐"是中医方剂的名称），熨哪儿呢？两胁下，就是期门穴和日月穴的位置（人有十二对肋骨，其中底下两对是游离的，胁下一般指的是这里）。

2. 如果人的自愈能力还在，那医生就能帮一把

> "太子起坐。更适阴阳，但服汤二旬而复故。故天下尽以扁鹊为能生死人。扁鹊曰：'越人非能生死人也，此自当生者，越人能使之起耳。'"

结果这么治完以后，"太子起坐"，原来是苏醒躺着，可能就眨眨眼，现在能坐起来了。

更适阴阳，但服汤，二旬而复故。故天下尽以扁鹊为能生死人。

"更适阴阳"就是调和、调试，可能白天吃一种药，晚上吃一种药。白天是一种疗法，晚上是一种疗法，吃了二十天药，太子就跟正常人一样了。至此，扁鹊能让人起死回生的本事天下都知道了。

这个故事到这里就结束了，但后来发生的故事，大家可能不知道，根据三申道长《玄隐遗密》的记载，虢国太子后来就跟扁鹊学医了，而且成为他的传承人。

扁鹊曰："越人非能生死人也，此自当生者，越人能使之起耳。"

现在大夫治好病，病人或者病人家属会送块匾，上面会写

"更适阴阳"就是调和、调试，可能白天吃一种药，晚上吃一种药。

虢国太子后来就跟扁鹊学医了，而且成为他的传承人。

"起死回生""扁鹊复生""华佗在世"……

当你被人这么夸的时候,你会怎么说?我们来看看扁鹊是怎么回答的,他说:"我秦越人没有使死人活过来的本事。"这是一种非常高级的伦理、思想。中医治病靠什么?中医能促进自愈,利用天赋的本能,让病人自己恢复,这不是本事吗?我在临床上见过有些人的伤口总是不愈合,缝住了又崩开,或者缝住了也不愈合。所以,伤口到底是医生缝住的,还是病人长好的?这个问题值得我们好好思考。

中医的谦卑和谦逊,就是秉承道家的传统思想,这叫道法自然,充分唤醒、恢复、发挥利用人的自愈能力。如果人的自愈能力还在,神还在,也就是古人说的"得神者昌,失神者亡",那医生就能帮一把,他就能恢复。如果自愈能力没了,就是神仙来了也没用,这就是中医治病的伦理和思想。

第三十九章

讳疾忌医
——疑心重的人很难自愈

疑是身体阴寒的一种心理表现。

中医认为,身心是不贰的,你有什么样的情绪、心理、感情,背后就有什么样的物质能量结构的支持。所以疑心重的人,阴阳能量相互不太平衡,像这种人得花更大的能量化解他的阴寒,先消除疑,变成不信,再变成半信半疑,最后变成信,这个过程非常难。

经文：

扁鹊过齐，齐桓侯客之。入朝见，曰："君有疾在腠理，不治将深。"桓侯曰："寡人无疾。"扁鹊出，桓侯谓左右曰："医之好利也，欲以不疾者为功。"后五日，扁鹊复见，曰："君有疾在血脉，不治恐深。"桓侯曰："寡人无疾。"扁鹊出，桓侯不悦。

1. 上天赋予人的自愈能力是最重要的

上一章讲了扁鹊救虢国太子，强调了中医一个最根本的伦理原则——病人的生机是最重要的，医生只是协助者。这个原则是中医区别于其他医学的重要标志。

现在，很多人分不清主次，认为得了病，碰到医术高明的医生，或者吃了所谓灵丹妙药就能好。其实，生机才是最主要的。如果自己的生机在，碰到一名好大夫，帮你恢复自愈能力，祛除病邪，这才是治病最根本的方法。

为什么要强调这一点呢？我行医这么多年有一个感触——医生要将拯救生命的想法过渡到尊重病人、配合病人的生机去做事情。

最早我在北京东直门医院外宾门诊工作过，也在美国工作过，回国以后也给很多外宾看病。很多病人是基督徒或者天主教徒，治好病以后，不是感谢我，而是感谢他们信的神……而且他们除了送我礼物，还送我一本《圣经》，我一般回赠他们一本《黄帝内经》。

他们认为，不是我治好了他们的病，而是他们所信之神治好的。我当时年轻气盛，对此很不理解。后来行医时间长了，慢慢体会多了，就觉得他们的这种信仰是对的。

其实，上天赋予人的那种生机、自愈的能力是最重要的，如果人为做的事符合天道，这件事是最完美的。

个人认为，扁鹊救虢国太子的这篇文章，应该是学中医之人的第一篇课程，知道自己是老几，知道自己在干什么。

2. 我没病，你才有病

"扁鹊过齐，齐桓侯客之。入朝见，曰：'君有疾在腠理，不治将深。'桓侯曰：'寡人无疾。'"

本篇讲一个大家耳熟能详的故事——《扁鹊见蔡桓公》，上中学的时候我们就学过这课。这篇文章是韩非子写的，韩非子说的是蔡桓公，《史记》里说的是齐桓公，到底说的是谁呢？其实这两人是同一个人。

齐国最早是姜子牙的封地，国君姓姜，后来被一个姓田的人篡位夺权，废掉了姜氏，自立为齐侯，最后还得到了周王朝的认可，所以就变成了田齐。

田齐曾经在上蔡建过都城，所以齐桓公、蔡桓公、齐桓侯、蔡桓侯都是同一个人（侯和公有什么区别？周朝封的爵位是公、侯、伯、子、男，所以有的叫侯，有的叫伯，但人们在他死后称呼他的时候，会给他升一格，比如本来是侯，就称为公），这个人叫田武。历史上有名的齐桓公是姜子牙的后代，也就是公子小白——春秋五霸之首，很厉害的人物。当时扁鹊大概是五十岁，而齐桓公大概是四十七八岁。

扁鹊路过齐，齐桓公接见了他。

结果扁鹊就直接说了一句话（在《韩非子》里还有一个桥段——"立有间"，意思是扁鹊站了一会儿，观察了一会儿）："君有疾在腠理，不治将深。"

讳疾忌医——疑心重的人很难自愈 | 第三十九章

这是青年医生的职业病——习惯于观察，习惯于给人指出病痛。

我记得学耳诊的时候，经常观察人的耳朵。我那会儿在北京中医学院上学，在和平街北口，经常坐公交去北京站，在车上我就观察别人的耳朵。观察耳朵还好，因为是从侧面看。后来我毕业在东直门医院眼科实习，落下个职业病——总盯着别人的眼睛看，让人家感觉比较瘆人。看就看吧，但我知道而不说破，这是最起码的礼貌。

但扁鹊热心肠，直接就跟齐桓公说："君有疾在腠理，不治将深。"（古人用字言简意赅，非常慎重，非常精准，我在《字里藏医》里专门讲了"疾"和"病"的区别——疾发病比较快，来得很急，发病的时候也很危重；病就是有了明确的物质变化，有了把柄，从无形的能量到了有形的实体结构。所以扁鹊第一句话是"君有疾在腠理"。）

延伸阅读 | 腠理在身体的什么地方

"腠"是什么？我们知道，人是由细胞构成的，每个细胞之间都有小缝，这就叫腠。它可以不透风，不透水，不漏，但是它会透气（记住一句话：腠不是汗毛孔，汗毛孔是有眼的，人一着凉鸡皮疙瘩起来了，就是汗毛孔底下收缩以后导致的）。

所以，"腠"是一个很细微的观察人的结构单位。

"理"是什么？理是能看见的，就是我们的皮肤纹理，有的人皮肤纹理比较明显，有的人则比较细腻。

按中医理论来讲，腠理处于皮肤最外面。腠理下面就是身体的卫气，腠理充盈，这个人就耐风、耐寒、

> 腠理居于表，所以在疾的初期好治。

耐热，不用穿太多衣服。腠理底下卫气不足，人就容易受风，敏感的人可以加件衣服，裹条围巾。不敏感的人，外邪——风、寒、暑、湿、燥、火直接通过腠理就往里走。

另外，腠理居于表，所以在疾的初期好治。

所以，扁鹊上来就说"君有疾在腠理"，如果不治，就会往里发展，结果碰上呛茬了。齐桓公马上回了句："寡人无疾。"——我没病，你才有病呢，这就呛起来了（寡人是君王、侯公的谦称，意思是自己为寡德之人，没什么修养）。

3. 疑心是身体阴寒的一种心理表现

"扁鹊出，桓侯谓左右曰：'医之好利也，欲以不疾者为功。'后五日，扁鹊复见，曰：'君有疾在血脉，不治恐深。'桓侯曰：'寡人无疾。'扁鹊出，桓侯不悦"

结果扁鹊只好灰溜溜地出去了，不欢而散。他出去以后，齐桓公来了一句——"医之好利也，欲以不疾者为功。"（在《韩非子》里说的是"医之好治不病以为功"），意思是这帮大夫就想谋财，说没病的人有病。这从侧面反映出齐桓公是一个疑心很重的人。

我之前说过，疑不是不信，而是比不信更恶劣、更严重。你碰到一个大夫，不相信他的医术，觉得他本事不大，搞不定自己，这叫不信。但如果你碰到一个大夫，认为这小子就是想骗钱，通过卖药、做检查挣点儿灰色收入，这叫疑。

我认为，疑是身体阴寒的一种心理表现。

中医认为，身心是不贰的，你有什么样的情绪、心理、感情，背后就有什么样的物质能量结构的支持。所以疑心重的人，阴阳不太平衡，像这种人得花更大的能量化解他的阴寒，先消除疑，变成不信，再变成半信半疑，最后变成信，这个过程非常难。

所以扁鹊一听齐桓公的回答就知道，他和自己没缘分。

> 齐桓公是一个疑心很重的人。

> 疑不是不信，而是比不信更恶劣、更严重。

> 中医认为，身心是不贰的，你有什么样的情绪、心理、感情，背后就有什么样的物质能量结构的支持。

结果过了五天，扁鹊又上赶来了——"后五日，扁鹊复见"（在《韩非子》里是"居十日，扁鹊复见"，据中国人观察，五天叫一候，十五天叫一气，合起来叫气候）。

他对齐桓公说："主公的疾已经从腠理发展到血脉了（"血"和"脉"是两个概念，"血"指动脉、静脉的血管，"脉"指气道。中医认为，人体不光有液体，还有半固体，比如脂肪、骨髓、脑子等东西，活人身体上还有气的循环和流动。在人体无形的能量中，其中一个就是气，比如打嗝、打喷嚏、嗳气、放屁……这些气走的是脉，这个脉就是经络），已经很严重了。"结果齐桓公说："寡人无疾。"

什么叫讳疾忌医？齐桓公不是讳疾，他坚定地认为自己没病。

那到底他身上有没有什么不舒服呢？个人认为他没有。

为什么？人在亢奋地关注某件事的时候，对身体的感觉是失灵的，这时你在他身上划一道口子，他根本不觉得疼，事后放松下来才会觉得疼。

像齐桓公这样的人，是一个很能干的人——他把同姓家族的人都推翻了，又篡位上来夺得了政权，所以非常狂妄，当然拒绝别人的意见也是很正常的。

以上是扁鹊第二次告诉齐桓公他有病。

扁鹊又出去了，然后"桓侯不悦"。

"不悦"是不高兴，我们现在把悦当作高兴，但真正的悦是不说话。比如，"女为悦己者荣"——女孩子容易被花言巧语打动，至于对方长得丑不丑、有钱没钱，很多女生都不在乎，只要会聊天就行了。所以，很多优秀的男生，即使相貌堂堂、家财万贯、职业不错，但就是不会说话，只会尬聊，一聊就把天聊死了，不会迎合，便不会得到女性的青睐，所以一定要会说话。

齐桓公上次是怀疑扁鹊要骗他，这次干脆什么也不说了，但他不高兴。

第四十章

医生治病不治命，能做的只是在病人有生机的状态下扶他一把

　　医生治病不治命。医生能做的是在病人有生机的状态下扶他一把，而没有这个生机的话，那就是阎王爷管的事了。司命，谁管命？天命。

经文：

后五日，扁鹊复见，曰："君有疾在肠胃间，不治将深。"桓侯不应。扁鹊出，桓侯不悦。后五日，扁鹊复见，望见桓侯而退走。桓侯使人问其故。扁鹊曰："疾之居腠理也，汤熨之所及也；在血脉，针石之所及也；其在肠胃，酒醪之所及也；其在骨髓，虽司命无奈之何。今在骨髓，臣是以无请也。"后五日，桓侯体病，使人召扁鹊，扁鹊已逃去。桓侯遂死。

1. 瞧不起对方的最高级做法是不应
   ——把对方当不存在

> "后五日，扁鹊复见，曰：'君有疾在肠胃间，不治将深。'桓侯不应。扁鹊出，桓侯不悦"

五天后，扁鹊又来禀告齐桓公："主公的病从腠理发展到血脉，然后到了六腑肠胃，逐渐深入，不治的话恐怕更严重。"

这回齐桓公连回话都没有了，头两次还说"寡人无疾"，这次完全不搭理扁鹊了。

所以，跟别人吵架是低级层次，最高级层次是不应——把对方当不存在。

扁鹊走了以后，齐桓公还是不高兴："扁鹊怎么这么事儿呢！"有再一再二，没有再三再四，第三次来又说我有病，而且说我的病越来越严重。

> 跟别人吵架是低级层次，最高级层次是不应——把对方当不存在。

2. 如果一个人没有生机的话，那就是老天爷管的事了

"桓侯使人问其故。扁鹊曰：'疾之居腠理也，汤熨之所及也；在血脉，针石之所及也；其在肠胃，酒醪之所及也；其在骨髓，虽司命无奈之何。今在骨髓，臣是以无请也。'后五日，桓侯体病，使人召扁鹊，扁鹊已逃去。桓侯遂死"

"后五日，扁鹊复见，望见桓侯而退走"，《韩非子》中说的是"扁鹊望桓侯而还走"。

过了五天，扁鹊又去拜见齐桓公，结果一望之下，转身就走。

这时候，齐桓公就派人问扁鹊原因——人的贱劲儿来了，这就是你上赶着跟他说，劝他，他不搭理你，结果你不搭理他，他反倒来了。我们身边有太多这样的人。

扁鹊说："桓侯的病在腠理的时候，其实我用点儿热水（"汤"是开水，用汤泡点儿药，就像泡茶一样），用热熨的办法就能治好，因为病在浅表，喝点儿热汤发发汗，病就好了（扁鹊救虢国太子的时候，用"五分之熨"。现在还有一种熏蒸疗法，我小时候感冒了，我妈泡一杯药，我记得是泡菊花还是什么，用报纸盖着杯子，然后捅个窟窿冒出热气熏蒸鼻子，这也是一种疗法）。"

> 你上赶着跟他说，劝他，他不搭理你，结果你不搭理他，他反倒来了。

扁鹊接着说："如果疾在血脉的话，我用扎针和刮痧的方法就能解决这个问题。"

疾在肠胃怎么办呢？用酒醪（煎煮中药用的米酒或者黄酒）煮中药，然后让酒精蒸发，把中药提炼出来。这三种病都有方法治。

扁鹊最后告诉使者："我第四次见桓侯的时候，他的病已经不在腠理，不在血脉，不在肠胃，病入骨髓了，和病入膏肓差不多。"

这就引申出一句话——医生治病不治命。医生能做的是在病人有生机的状态下扶他一把，而没有这个生机的话，那就是阎王爷管的事了。司命，谁管命？天命。这是扁鹊说得很委婉的一句话。如今齐桓侯的疾病在骨髓，我不敢再说什么话了。

结果过了五天，齐桓公的病彻底发作了，派人急召扁鹊(《韩非子》里说的是"桓侯体痛，使人索扁鹊"），结果"扁鹊已逃去"(《韩非子》里说的是"已逃秦矣"），扁鹊已经跑到别的国家去了。"桓侯遂死"，齐桓公死的时候还不到五十岁。

> 医生治病不治命。医生能做的是在病人有生机的状态下扶他一把，而没有这个生机的话，那就是阎王爷管的事了。

3. 感冒不是自限性疾病

故事就这么结束了。很多人把它当成一个寓言故事来听，认为这是传说，其实根本不是。比如说人们外感风寒后感冒，或者外感温邪得了温病，最早表现出的就是身上发冷，裹好几层被子也怕冷的那个状态——"疾在腠理"。怎么办？"汤熨之所及"——喝碗麻黄汤，热敷一下，发发汗就好了。

现在很多人认为感冒是自限性疾病，不用治，七天就好。美国每年因为感冒要死十几万人，香港也不例外，现代医学很发达的地方，人们为什么没有自愈啊？

(1) 感冒如果任其发展，严重的还会导致心包炎、肺炎、肾炎、肝炎、肠胃炎……

感冒如果任其发展，可能会得心肌炎。很多孩子小时候得过心肌炎，导致上学以后不能上体育课。

感冒如果不注意治疗，不仅会引起心肌炎，严重的还会导致心包炎、肺炎、肾炎、肝炎、肠胃炎……所以一个小小的感冒，如果治疗不当，就很可能引起内脏病变，甚至导致死亡。

中医在几千年的发展里，有它独特的理论和认识。《伤寒论》是治什么的？治感冒的。《温病条辨》是治什么的？治感冒的。你觉得感冒很容易治吗？为什么古人写那么厚一本书，几千年还在用？为什么从来没有用了几年就发现有严重副作用——治死、治残人的现象？这就是中医的可贵之处。

所以从这个故事里，我们一定要重视疾病，"上工治未病，中工治已病"。"已病"，你从腠理就能发现问题，提前解决它。我们"中医粉"学中医，都是业余学，身家用，很早就发现征兆、及早调理、治疗，这不就是救自己的命吗？

（2）医患互相信任是治病救人最好的基础

我始终认为，医患互相信任是治病救人最好的基础，而且效果又快又好。

自从多年以前跟梁冬做了对话《黄帝内经》的节目以后，影响了上百万人。大家反复收听节目，彼此建立起一种认同——认同我们对《黄帝内经》的解读，而且有了基本的信任。所以病人不管是找我看病，还是找厚朴我培养的学生看病，大家都有信任的基础，彼此也好沟通，治疗效果比较明显。

如果有些病我们不擅长，就不治，我们会明确地告诉病人。而且有些病治疗效果不好，大家也能互相体谅。厚朴诊所有一个最基本的规定，你只要对厚朴的大夫，包括我本人，对我们的服务态度，或者是医疗技术水平不满意，没有理由，全额退款。你的挂号费、治疗费，包括抓药的药费，哪怕药你都喝了，也退款。

我们做这一切的目的，是想构造一种基于信任的医疗关系，避免各种纠纷、麻烦的发生，结怨、落怨、结仇，何必呢？没必要。

而且我们倡导的是医生要体面地靠自己的知识、技术、头脑挣钱，不搞邪的、歪的，明码标价——我们治这个病的挂号费是多少，治疗费是多少，药费是多少……都清清楚楚。我们从来不限制病人必须在我这儿抓药。基于这种信任，这么多年我们一直没有医疗纠纷、事故发生。

（3）为什么古人讲"医不叩门"

"医不叩门"这个理念，体现了扁鹊治虢国太子的观念——病人是主体，医生是客体，如果医生强行进入"你有病，我给你治"的这种状态，就是一种霸道。

医生真正要做的是唤醒患者的自觉，让患者主动要求、去配合医生的治疗，这是解决问题的方法。

所以像扁鹊这样给齐桓公看病，而且病人又是一个国家的君主，你一上来就这么跟人家说话，肯定会引起病人的排斥，所以我认为齐桓公的死扁鹊负有一定的责任。

> 医生真正要做的是唤醒患者的自觉，让患者主动要求、去配合医生的治疗，这是解决问题的方法。

第四十一章
《史记》中传下来的治病之道

医生给人看病,除了讲究方法,还要讲究医道——治病之道,调神之道。

所以患者的痛苦和医生的痛苦不一样,当然医患应该是并肩战斗的,而不是互相猜忌、互相算计、互相坑害,让病邪从中坐收渔翁之利。

经文：

使圣人预知微，能使良医得蚤从事，则疾可已，身可活也。人之所病，病疾多；而医之所病，病道少。

1. 要相信那些提早告诉你预防疾病的"上工"

"使圣人预知微，能使良医得蚤从事，则疾可已，身可活也"

上一章我讲了扁鹊见蔡桓公的故事，接下来学习太史公对上面所有故事的一个总结和评价，他总结了六点，非常精辟。

使圣人预知微，能使良医得蚤（"蚤"是通假字，通"早"）从事，则疾可已，身可活也。

这句话的意思是，人吃五谷杂粮都会得病，有的医生由于修行高，感悟敏锐，所以能看到普通人肉眼看不见的东西，及早发现问题。

我们经常说别受风，出了汗别吹风，"虚邪贼风（"风"的繁体字是"風"，里面是个"虫"），避之有时"，避的就是我们看不到的一些虚邪的东西。虽然你不知道这些"虚邪贼风"，但你要相信那些有本事的人知道，而且要听他们的话。及早发现有疾以后，让医生早早出手治疗，这样病就好得快。

很多人发病很急，症状很明显、很凶险的时候，治疗起来很容易。就怕那些不死不活，没有明显症状，但已经病得很重的人，这就有点儿"老虎吃天——没法下嘴"了，所以不要等到那时再去看病。

> 有的医生由于修行高，感悟敏锐，所以能看到普通人肉眼看不见的东西，及早发现问题。

> 及早发现有疾以后，让医生早早出手治疗，这样病就好得快。

> 人与人之间，如果没有相互信任的关系，很多事就没法解决。

> 相信圣人，相信医生，相信那些能感觉到微观世界、提早告诉你预防疾病的"上工"，就能避免很大的麻烦。

延伸阅读 ｜ 人性的背后是不相信——曲突徙薪

有个成语叫"曲突徙薪"，讲的是有人提前告诉你家的烟囱太直了，没有弯道容易冒火星，要把它改弯，而且灶跟前有那么多柴草，容易着火……但是你不听，最后失火了，一堆人帮你救火，忙得焦头烂额。结束后你大摆宴席，感谢前来救火的这些人。有人说："你怎么不去请最早劝你改烟囱道、挪开柴火的人？为什么出了事，造成伤害，造成损失以后，你才知道感谢人？"

没办法，这就是人性，人性的背后就是不相信——我不相信我家的直烟囱道跟着火有什么关系；我不相信柴草放在边上就会失火；我不相信喝点儿冷饮就会过敏……你看不见，别人能看见，你却说他是骗子。

人与人之间，如果没有相互信任的关系，很多事就没法解决。就如医患之间，当病人的问题轻微，病人不当成痛苦的时候，医生帮他解决了，也得不到感谢。

所以相信圣人，相信医生，相信那些能感觉到微观世界，提早告诉你预防疾病的"上工"，就能避免很大的麻烦。

2. 人的痛苦在于得的病太多

"人之所病，病疾多；而医之所病，病道少"

这里的"病"是使动用法，就是使之痛苦——人的痛苦是患的疾病太多了。

我上初中的时候看《水浒传》，里面有一个人叫"病大虫"薛永，还有一个是"病尉迟"孙立。我当时觉得他们像病了的老虎，其实不是。"病大虫"薛永的意思是薛永使老虎都痛苦，使老虎都头疼；"病尉迟"孙立是使猛将尉迟恭都难受的人。

"道"不是方法。医生给人看病，除了讲究方法，还要讲究医道——治病之道，调神之道。

所以患者的痛苦和医生的痛苦不一样，当然医患应该是并肩战斗的，而不是互相猜忌、互相算计、互相坑害，让病邪从中坐收渔翁之利。

> 医生给人看病，除了讲究方法，还要讲究医道——治病之道，调神之道。

> 患者的痛苦和医生的痛苦不一样，当然医患应该是并肩战斗的，而不是互相猜忌、互相算计、互相坑害，让病邪从中坐收渔翁之利。

第四十二章
世间有六种病不能治

司马迁总结出六个不治,这是第三方的立场,非常好。因为医生会站在自己的立场说话,患者也会站在自己的角度说话,相比之下第三方就比较公允。所以他总结了六种医生不应该伸手救治的情况。

经文：

故病有六不治：骄恣不论于理，一不治也；轻身重财，二不治也；衣食不能适，三不治也；阴阳并，藏气不定，四不治也；形羸不能服药，五不治也；信巫不信医，六不治也。有此一者，则重难治也。

1. 第一不治之病
——"骄恣不论于理"

"骄恣不论于理,一不治也"

司马迁总结出六个不治,这是第三方的立场,非常好。因为医生会站在自己的立场说话,患者也会站在自己的角度说话,相比较之下第三方就比较公允。所以他总结了六种医生不应该伸手救治的情况。

"骄"就是傲气、霸气。医生给人看病,如果病人的气场很强大,他有一套自己的歪理邪说,你有来言,他有去语,这种情况一般都是有权、有势的人。医生在他眼里就是仆人,吆来喝去,他不跟你讲道理,而是以势压人。

你得了病,是需要医生帮助你的,还摆出这种架势,这不是找死吗?但人家不。所以这种"骄恣不论于理"的人,第一,处于那种有权、有势的地位,使他养成了这种待人接物的习惯,所以不把医生当回事;第二,他按照自己的意识处理事情。最可恶的是,医生要按他说的做,而他不承担责任,医生还得替他做的任何错误决定担责任。

"恣"是什么?恣意妄为。就像医生根据病人的情况,提出了饮食禁忌、作息宜忌,但患者要由着自己的性子来。比如医生让病人别喝酒,病人回答:"那不行,离了酒我办不成事。"医生说:"你早点儿睡觉。"他说:"不行,我都是晚上应酬,应酬不陪

医生会站在自己的立场说话,患者也会站在自己的角度说话,相比较之下第三方就比较公允。

你得了病,是需要医生帮助你的,还摆出这种架势,这不是找死吗?

人喝酒，喝完酒不洗澡、不唱歌，这哪儿成？"

最难对付的是什么呢？医生帮患者调理一段时间，患者身体好转以后，又加倍地损害自己的身体。有的人治病前喝酒只能喝二两到半斤，医生把他的肝功能调好以后，他能喝一斤，这到底是在帮他还是害他？

"骄"是盛气凌人，"恣"是恣意妄为。医生给病人讲道理，规劝他，他不听。比如医生开了石斛半夏泻心汤，想解决病人心窝堵闷的问题，结果病人每天要吃好几个煮鸡蛋，其实两个鸡蛋基本抵消了一副石斛半夏汤的功效，药等于白喝。最逗的是，我说："你这个病不能吃水果。"结果病人当着我的面吃水果，这就是示威。其实不是给我示威，你就是跟自己过不去，最后损害的都是自己。

所以"骄恣不论于理，一不治也"，最终的结果就是医生放弃治疗。

2. 第二不治之病——"轻身重财"

"轻身重财，二不治也"

我在前面说了，"骄恣不论于理"指的是一些盛气凌人、恣意妄为的有权有势之人，而"轻身重财"是指那些把钱看得比健康重要的人。

很多人的价值观就是贱，怎么贱呢？不把自个儿的命当回事。比如说你买辆上百万块的车，做保养花多少万块都你觉得是应该的，甚至买块表，几万块、几十万块也觉得是应该的。但如果让他去医院体检，让医生做个治疗，花几千块、几万块钱，那就不行，不治了。这种人不是什么地方都抠，而是把生命健康不当回事，他把身外之物看得比健康更重。

这种人隐含的一种心理是什么呢？他认为医生不值钱，不承认医生付出的劳动值这么多钱，所以就不在这上面花钱。

以前有个故事，说一个百万富翁掉河里了，被一个穷小伙子救了上来，结果百万富翁醒来以后，只给了小伙子一块钱，人们都为此打抱不平。其实这就是从两个角度看的问题——从围观者的角度来说，难道你的命就值一块钱吗？但从百万富翁的角度来说，他不认为自己的命值一块钱，而是觉得小伙子付出的劳动只值一块钱。

> 很多人的价值观就是贱，怎么贱呢？不把自个儿的命当回事。

> 这种人隐含的一种心理是什么呢？他认为医生不值钱，不承认医生付出的劳动值这么多钱，所以就不在这上面花钱。

3. 第三不治之病——"衣食不能适"

"衣食不能适，三不治也"

关于这句话，第一种解释是人病到一定程度以后，起居就有了问题；第二种解释是平时的生活起居不注意调养。

衣食不适是什么意思呢？春生、夏长、秋收、冬藏，春温、夏热、秋凉、冬寒，碰到这种季节的变化，你都要适当地增减衣物。吃饭也是这样，不时不食，按照自己所处的季节、地域吃道地的食物（"道""地"是两个概念，有的地方叫"地道"，道地和地道，包含了天时和地利两个概念）。所以乱穿衣服、乱吃东西，会让自己的身体节奏跟天地不同步，人就容易生病。

还有，病到一定程度以后，吃饭或者穿衣都成了问题，你就要考虑是不是继续治疗。所以，衣食不适还指病人的身体状态和大夫配合的程度。

再者，如果病人不听规劝，也叫衣食不适。比如医生告诉病人饮食禁忌、穿着禁忌，人家偏不听，那医生就治不了。

> 乱穿衣服、乱吃东西，会让自己的身体节奏跟天地不同步，人就容易生病。

> 如果病人不听规劝，也叫衣食不适。

4. 第四不治之病
——"阴阳并，藏气不定"

"阴阳并，藏气不定，四不治也"

这句话的意思比较隐讳，专门指性生活的问题，什么问题呢？当病人病到一定阶段，表现出的是性欲和性功能亢进，欲望特别强烈，而且不分男女。这个时候，医生一方面要用药调养，另一方面要规劝病人暂时节制或者停止房事——好了以后再说嘛。

人本身是有一种自我保护能力的，当自己的肾精消耗到一定程度以后，会出现阳痿、早泄，意思就是我不行了，这其实是人体的一种自我保护。碰到这种情况，应该是休养生息，养精蓄锐，来日方长，这是正路。

还有一条反路就是小车不倒只管推，一根灯芯照得不亮，再扎两三根灯捻赶紧烧。所以要节制房事，如果不听，就会损害自己的精血，损害自己的脏气。

5. 第五不治之病
——"形羸不能服药"

"形羸不能服药，五不治也"

> 古代不能输液，没有另外补充能量的渠道。

如果消瘦、虚弱到吃什么吐什么，或者吃什么拉什么，水米不进的时候（古代不能输液，没有另外补充能量的渠道），这种情况也属于不能治。

6. 第六不治之病——"信巫不信医"

"信巫不信医，六不治也"

> 巫和医原来是分开的，一个叫方士，一个叫方生。

巫和医原来是分开的，一个叫方士，一个叫方生。

他们的区别就是形而上或形而下的东西。你本来得的是形而下的气血层面上的病，非要搞一些神神鬼鬼的东西，那你还是另请高明。很多人说："这是唯物主义的表现。"不是。这是一个职业分工领域的问题，像扁鹊治疗疾病，你说他到底是巫还是医？"望而知之谓之神"，这就是接近巫的层面。

7. 得了上述疾病中的一条或者几条，人就很难救了

"有此一者，则重难治也"

最后的总结是"有此一者，则重难治也"。这就不是你得什么病的问题了，尽管得的病很重，若这几条都不具备，那还有救。如果具备这里面的一条或者几条，那就没办法了，"司命之所属，无奈何也"。

所以这六条，我们也可以作为医生的一个规范，作为一个应急的预案——碰到这样的病人，怎么沟通，怎么化解——怎么让一个"骄恣不论于理"的人变得讲道理；怎么让一个"轻身重财"的人为保健和治疗花点儿钱；怎么用更通俗、更打动人的方法，让病人在饮食起居、衣服增减上听医生的话；怎么让病人把亢奋的性欲、滥交的欲望压下去；怎么开辟第二条补气、补血、补液的通道，让"形羸不能服药"的人也能把药物输入体内；怎么劝一个信鬼神的人接受医生的治疗……

> 这六条，我们也可以作为医生的一个规范，作为一个应急的预案——碰到这样的病人，怎么沟通，怎么化解。

第四十三章
扁鹊其实是全科大夫

在司马迁记载的故事中,扁鹊与其学派名闻天下的时间相隔了两三百年,所以史书中的扁鹊肯定不是一个人。在当时那种诸侯国林立,交通不便的情况下,扁鹊还能名闻天下,是一件了不得的事。

经文：

扁鹊名闻天下。过邯郸，闻贵妇人，即为带下医；过洛阳，闻周人爱老人，即为耳目痹医；来入咸阳，闻秦人爱小儿，即为小儿医：随俗为变。

1. 扁鹊那么有名，为什么还要四处看病

"扁鹊名闻天下"

所谓"名闻天下"，一个是秦越人扁鹊名闻天下，再一个就是扁鹊学派名闻天下。

在司马迁记载的故事中，扁鹊与其学派名闻天下的时间相隔了两三百年，所以史书中的扁鹊肯定不是一个人。在当时那种诸侯国林立，交通不便的情况下，扁鹊还能名闻天下，那可是一件了不得的事。

对于扁鹊周游列国，我一直有一个疑问，他这么有名，其实守在一个地方，别人找他看病就完了，为什么还要四处巡诊？

我觉得有几个原因，首先做中医要去各个名川大山，各个地道药材的产地都要去。而且同一个地区，你在不同的季节都要去看；其次就是为了寻访继承人，寻访高徒；最后一个是天下的病，异法方宜——各个地方的人得的病不一样，一方水土养一方人，所以想要增长见识，也是他四处游方的一个重要原因。

> 在司马迁记载的故事中，扁鹊与其学派名闻天下的时间相隔了两三百年，所以史书中的扁鹊肯定不是一个人。

> 做中医要去各个名川大山，各个地道药材的产地都要去。

2. 扁鹊也是妇科大夫

"过邯郸，闻贵妇人，即为带下医"

扁鹊经过邯郸时（邯郸当时是赵国的首都，是一个历史名城，号称成语之都，留下了很多成语故事，比如人们耳熟能详的邯郸学步），听说当地人以妇人为贵（不是听见有个贵妇人）——"闻贵妇人"，就是尊重妇女（尊重妇女的地方，一般都比较发达，比较高级，一般男人怕女人的时候，阴阳就比较和谐。我们经常说"阴阳"，总是把"阴"放在前面）。

"即为带下医"，什么是"带下医"呢？

因为妇科病跟男科病有本质上的不同——男人以气为主，女人以血为主。而且女人要经历经、带、胎、产，这是男人不需要经历的东西。

女人是定期有月经的，绝大多数女人是一个月（二十八天）来一次；有的女人是三个月来一次，这叫季经；有的女人恨不得一年来一次；还有的女人是暗经——一辈子没来过月经，即便如此，也不影响排卵、怀孕。

月经不正常的有提前、错后、痛经等各种问题，而且在月经之前，会出现脸上长痘、乳腺胀痛、腹泻、经前发热……这是作为女人的特殊经历。

"带"的意思是女人有白带，正常的白带是在排卵期前后，有湿润阴道的作用。

"胎"就是怀孕。

> 妇科病跟男科病有本质上的不同——男人以气为主，女人以血为主。

> 女人要经历经、带、胎、产，这是男人不需要经历的东西。

什么是"产"？中医的产科有一套独特的方法，第一个是调整胎位，正常生孩子应该是胎儿头朝下生出来，这是头位。如果是臀位怎么办？中医有矫正臀位的办法。第二个是交骨不开——耻骨联合没有打开，女性快生的时候，她的身体会分泌一种激素，溶解耻骨联合的软骨，让自己生育得快些。中医产科对于交骨不开、脐带绕颈等问题有一套自己的方法，现在这些东西都失传了。

经、带、胎、产就是指妇科，扁鹊到了邯郸赵国，摇身一变，成了妇科大夫（其实中医没有细分的科，一个真正的好中医，应该是全科医生，对每个科的特点都了然于心）。

3. 扁鹊可以治老年人的病
"过洛阳，闻周人爱老人，即为耳目痹医"

洛阳就是现在的洛阳，当时是东周的都城，西周定都在镐京。尽管当时周王朝失去了对全中国的控制，但在自己的那片小天地里活得还很滋润。

所以扁鹊过洛阳的时候，"闻周人爱老人，即为耳目痹医"——听说周王朝的人敬爱老人，就做起了老年病医生。

"耳目痹医"是什么？耳朵聋了，听不见了；眼睛白内障、视网膜变性、黄斑变性、视网膜脱落等；痹就是风寒湿痹，关节疼痛。结果扁鹊又变成了看老年病的大夫。

现在中国逐渐步入老龄化社会，所以养老医院的问题、老年病的问题、临终关怀的问题，等等，越来越多，这些都是现代社会急需解决的重大民生问题，而中医在这方面有极大的优势。

扁鹊过洛阳的时候，"闻周人爱老人，即为耳目痹医"——听说周王朝的人敬爱老人，就做起了老年病医生。

养老医院的问题、老年病的问题、临终关怀的问题，等等，都是现代社会急需解决的重大民生问题，而中医在这方面有极大的优势。

4. 扁鹊还是儿科医生

"来入咸阳，闻秦人爱小儿，即为小儿医"

扁鹊到了咸阳，听说秦国人爱护小儿，就做起了儿科医生。

儿科病有什么特点？儿科也叫哑科，因为小孩子不会描述自己的痛苦，所以儿科病叫哑科，而且发病特别凶险。中医讲小儿是纯阳之体，纯阳之体好不好？也好，说明孩子生长发育得比较快，生机比较旺盛。但是这种旺盛的生机可能会助长一种邪热，中老年人烧不起来，儿童一烧就四十多度，一烧就容易抽、说胡话。别说不懂医疗常识的父母，就算是懂点儿医疗常识的父母也受不了这种惊吓。

所以，儿科病的特点是不容易诊断，但病来得快也好治，医生只要用对了药，基本上半服、一服药就见效了，为什么？孩子没有成人那些乱七八糟的事——失恋啦、离婚啦、钩心斗角啦，等等，情志上基本没有受到什么伤害。

因此，我们总结儿科病的发病原因有三种：停食、着凉、受惊吓。

有句养育儿童的古话叫："若要小儿安，三分饥与寒。"但现在哪儿有饥与寒？一方面，纸尿裤把孩子的裆部裹得严严实实，捂得热；另一方面，小孩子整天姥姥喂完奶奶喂，奶奶喂完姥姥喂……吃下很多口感好、含激素多的食物，慢慢地导致孩子营养过剩。营养过剩以后，"土"（脾）多了制"水"——肾的发育受影响，结果孩子换牙慢、长牙慢，男孩子小鸡鸡发育慢……

> 儿科也叫哑科，因为小孩子不会描述自己的痛苦，而且发病特别凶险。

> 有句养育儿童的古话叫："若要小儿安，三分饥与寒。"

5. 只有根据当地的民俗，病人的生活习惯，医生才可能给病人切实可行的治疗方案

"随俗为变"

最后一句话是"随俗为变"。《黄帝内经》中说："美其食，任其服，乐其俗，高下不相慕。"意思是说医生要根据当地的民俗，给病人切实可行的治疗方案。

每个地方的人口味不一样，用的药也不一样。比如附子是大辛、大热、大毒的药，在云南、四川等地，人们用附子炖肉吃。如果医生碰到这样的人来看病，不了解病人的籍贯、生活习惯，战战兢兢地给人家开5克、6克、10克附子，没用。《红楼梦》里的王太医开了柴胡，贾琏还拿过去问，怕黛玉吃后劫肝阴、升肝阳，王太医赶紧解释："你们家小姐身子弱，我用的柴胡是用鳖血拌过的，所以不会存在伤人阴液的问题。"

总之，作为医生，开药前需要全面掌握病人的相关信息。

第四十四章

学会说话可能需要几年，但学会闭嘴可能要学一辈子

做医生有一个特点，你看好的病都是别人没看好的，一说这个病，找谁谁都没看好，让你看好了。然后你就觉得别的医生不如你，慢慢地培养出一种虚假的骄傲心理。

经文：

秦太医令李醯自知伎不如扁鹊也，使人刺杀之。至今天下言脉者，由扁鹊也。

1. 扁鹊为什么被暗杀
   ——同行是冤家

"秦太医令李醯自知伎不如扁鹊也，使人刺杀之"

从古到今，都说同行是冤家，不是吗？扁鹊的医技那么好，最后却被同行干掉了。

同行为什么要干掉扁鹊？《史记》中司马迁没有说，但在刘向写的《汉书》里有记载。

刘向是一位史学家、文学家，他编订的《战国策》里面记载了这么一篇故事——《扁鹊见秦武王》。

秦武王是秦国历史上的著名人物，孔武有力，这个人的特点是特别勇猛，是一个大勇士。但是四肢发达了以后，头脑就有点儿简单。他在位三年，听说洛阳有九鼎，就跑到洛阳去，在手下的撺掇下举了鼎，结果在举鼎的时候鼎落下来，"绝膑而死"——膝盖的筋骨都被砸得稀巴烂后命绝而去。（古人分得很清楚，"皮曰伤"——皮划破了叫伤；"肉曰创"——肉受伤了叫创伤；"骨叫折"——骨头受伤叫折；"骨肉皆绝曰断"——筋骨都断了叫绝，断和绝的程度不一样。）

秦武王死之前，有这么一个故事：扁鹊到秦国见了秦武王，"武王示之病"——武王主动说："我有一个问题。"扁鹊说："这个问题我有办法解决，可以做手术，把它切除。"

> 扁鹊的医技那么好，最后却被同行干掉了。

> 秦武王是秦国历史上的著名人物，孔武有力，这个人的特点是特别勇猛，是一个大勇士。

> "皮曰伤"——皮划破了叫伤；"肉曰创"——肉受伤了叫创伤；"骨叫折"——骨头受伤叫折；"骨肉皆绝曰断"——筋骨都断了叫绝。

武王的身边有大臣、太医，结果太医令李醯说："君之病，在耳之前，目之下，除之未必已也，将使耳不聪，目不明。"意思是武王您的这个问题，在耳朵前面，眼睛下面，相当于我们脸上颧髎穴的位置，如果做手术，不一定能好，还有可能带来后遗症——耳不聪、目不明（耳朵听不见、眼睛看不见）。

结果秦武王被人这么一说，"君以告扁鹊"，扁鹊生气地把治病用的砭石扔了——"怒而投其石"（做手术的那个东西是砭石，除了有刮痧的作用，还有切开引流排脓的作用，还可以当手术刀用）。

这里，我觉得扁鹊有点儿失态，因为有时候病人不懂事，医生真心替病人着急，着急以后这种情绪就流露出来，确实不太合适。

扁鹊扔了砭石以后，还说了一些不该说的话："君与知之者谋之，而不与不知者败之。"

实际上，这句话很得罪人。你跟懂道理的人、业内专家讨论这个问题，这事能成；但你跟那些不懂的人讨论，最后这事就成不了。

本来这件事可大可小，小了说是做手术，大了说就是治国了，你跟这帮阿谀奉承的小人一块讨论问题，国家会灭亡的。

然后下面这句话就更不应该说了，扁鹊说："使此知秦国之政也"——通过这件事，我就知道秦国的国政被一些不懂事的小人控制，一蛊惑您就拿不定主意。

扁鹊的最后一句话更恶心，叫"则君一举亡国矣"——终将导致亡国，最后倒没亡国，而是秦武王一举鼎，把自个儿给干掉了。

扁鹊说完这些话后，秦武王会跟谁说呢？肯定告诉太医令李醯了，结果李醯怀恨在心，派人埋伏在扁鹊回齐国的路上，把他暗杀了——暗杀的地点就在河南和陕西、山西的交界处。（我记得岳飞老家汤阴县就有一座扁鹊庙，据说扁鹊是在那里被暗杀的。当然了，扁鹊带了一帮徒弟，因太医令李醯派了高手，都是些能征善战的武士，扁鹊的弟子也没办法把老师的全尸运回老家，只能把他的头运回来，埋葬在现在河北内丘的鹊头山。）

2. 医生一定不能贬损同行

从扁鹊才高过人，言语不当，又遭人嫉恨，最后被人暗杀这件事上，我们总结出这么一条经验——医生一定不能贬损同行。

做医生有一个特点，你看好的病都是别人没看好的，一说这个病，找谁谁都没看好，让你看好了。然后你就觉得别的医生不如你，慢慢地培养出一种虚假的骄傲心理。

其实，你反过来想一想，有多少病人你没看好，到别人那儿被看好的。如果那个人是一个道德高尚，很有品质的人，人家不说，你在这儿叨叨，最后得罪人的就是你，被同行鄙夷排斥。所以我们经常受到教育，即便碰到了病人说："我在哪儿看多少回没看好，您给看好了。"那你也得很客气地说："是人家前面打了很好的基础，我来收个尾。"

你不能说三个馒头没吃饱，最后半个吃饱了，这叫同行互相的支撑。本来做医生就不容易，大家还打架，打什么打？鸡贼嘛，鸡贼是什么意思？就是两只鸡不看盆里有那么多食，老盯着另一只鸡嘴里叼的食，上去就抢，就这点儿出息。

所以，扁鹊的故事非常让人痛心。个人总结，一方面，作为医生，就说医生的事，不要议论国政，扁鹊明显有点儿超出了经营范围——在赵简子的事上就担了很大风险，给秦武王治病，又从一件小事扩大到了人家的国政，还讥讽同行。

学会说话可能需要几年，但学会闭嘴可能要学一辈子，这点值得我们深思。但从另一个角度来讲，一个成熟、文明的社会，能让人畅所欲言，又能保护当事人，你说扁鹊说得对不对？扁鹊说的当然是对的。秦武王最后被底下的人撺掇着举鼎，把自己砸死了，秦武王死后，撺掇秦武王的人被灭了三族殉葬。

学习历史真的很有意思。

第四十五章
扁鹊从小就跟别人不一样

什么是慧呢?聪明伶俐不叫慧,慧是有点儿悟性,有点儿预见性,生而神灵的那种感觉。

经文：

殷常公，号丘宣。欲觅其徒而传其术，至邯。邯有姜姓子曰殳，以慧闻名。常公见而欣庆，随携之游。年余至长桑，适逢弃儿于道，以秋深，名曰扁，故择居长桑，授徒乳子矣。殳随常公七年，闻之即知，知而能程其事，言对甚得，常公悦之。扁侍常公侧，讷而少声，龄或八岁，公亦任之。

1. 传说扁鹊是黄帝学派的一个继承人捡来的

"殷常公,号丘宣。欲觅其徒而传其术,至邯。邯有姜姓子曰殳,以慧闻名。常公见而欣庆,随携之遊。年余至长桑,适逢弃儿于道,以秋深,名曰扁,故择居长桑,授徒乳子矣"

本篇我们讲一个《史记》以外的扁鹊的故事,是由三申道长记录并公布出来的,名字叫"扁鹊将殳"。

"殳(shū)"()是什么呢?殳是古代的一种兵器,用竹木做成,一头是小锤子,另一头带着刃。它是用来干吗的呢?古代打仗时,士兵手持殳,站在战车上用锤子击打对方骑兵或步兵的头盔。

很多兵器到后来都做了礼器,比如斧、剑做成彰、规。而医生使用的殳,也有医疗器械的意思。

故事的第一句话叫"殷常公,号丘宣"。

有一个人,被尊称为殷常公,号叫丘宣。他是黄帝学派的传承人。

欲觅其徒而传其术,至邯。

殷常公想找一个根基好的、勤奋的、敦敏的人把自己的医术传下去,这就是中医几千年来传承的过程。

"至邯",邯就是邯郸,于是他来到邯郸。

邯有姜姓子曰殳,以慧闻名。

邯郸有一姜姓人家的孩子,"以慧闻名"——在当地小有名气。

"以慧闻名"就不是小聪明了。什么是慧呢?聪明伶俐不叫慧,慧是有点儿悟性,有点儿预见性,生而神灵的那种感觉。

> 聪明伶俐不叫慧,慧是有点儿悟性,有点儿预见性,生而神灵的那种感觉。

常公见而欣庆,随携之遊。

终于发现了一个好苗子,殷常公特别高兴。征得孩子家长同意后,"随携之遊"——带着姜殳跟师学医。我们讲登堂入室,从生活起居各个方面受师父的耳濡目染、言传身教。

年余至长桑。

一年多以后,他们来到一个叫长桑的地方(历史上很多地方都跟桑树有关,商汤时期发大洪水,伊尹的父母把他放在桑树的洞里避难,所以就有了"伊尹生空桑"的传说)。

长桑是地名,也可以理解为一片长满了桑树的树林。

适逢弃儿于道。

他们走到长桑这个地方,正好发现道边有一个被遗弃的孩子。

以秋深,名曰扁。

当时恰逢深秋,殷常公就给孩子起了个名叫扁。

故择居长桑,授徒乳子矣。

> 因为捡了一个孩子,殷常公也不想远走了,就在长桑这个地方定居下来,一方面教姜殳,另一方面,养育这个捡来的孩子。

因为捡了一个孩子,殷常公也不想远走了,就在长桑这个地方定居下来,一方面教姜殳,另一方面,养育这个捡来的孩子。

2. 扁鹊小时候就很聪慧

"及随常公七年，闻之即知，知而能程其事，言对甚得。常公悦之。扁侍常公侧，讷而少声，龄或八岁，公亦任之"

结果姜氏跟了殷常公七年，确实不负重望，老师一讲他就懂，而且老师讲的话他能完整地复述（这个不容易，我们经常听到一些高人的论述，点头称是，但很难把高人的话重复一遍，这就是差距）。老师提的一些问题，他回答得非常得体、恰当。所以常公对徒弟非常满意，话里话外都透出高兴。

这时扁鹊也长大了，他跟了殷常公七年。但扁鹊作为一个小孩子，脸上总是没表情，也没什么话，跟哑巴似的。就这样一直长了八年，殷常公也没当回事，任由着他的天性去发展。

> 我们经常听到一些高人的论述，点头称是，但很难把高人的话重复一遍，这就是差距。

第四十六章
有些人慧没问题，但人品有问题

> 修行一方面是提高自己的心智水平，提高智和慧；另一方面是提升格局，充实能量，开阔视野。尤其要学会与人、事、物相处，善待别人，就是善待自己。

经文：

又三年，殳二十有三。常戏于扁曰："汝貌若獬，声若鹊，其闻不能知，知无其所谓。先生去，留之为吾司户可也。"扁对曰："汝闻之能知，知，先生少督，非智也。汝知之能辨，辨，先生心懈，非识也。吾貌若獬，父母施也，吾声若鹊，迺能鸣也。"殳大笑之，言于常公，公笑而已。扁自请之，遂名扁鹊。

1. 真正高贵的人是有同情心、怜悯心的

> "又三年,殳二十有三。常戏于扁曰:'汝貌若獬,声若鹊,其闻不能知,知无其所谓。先生去,留之为吾司户可也。'"

又过了三年,姜殳已经二十三岁(可见姜殳在邯郸跟殷常公学医的时候是十三岁,照这么推算,姜殳跟扁鹊相差十四岁)。

姜殳的慧没问题,但人品有问题,他经常跟扁鹊这个小弟弟开玩笑:"汝貌若獬,声若鹊,其闻不能知,知无其所谓。先生去,留之为吾司户可也。"

獬是独角兽,长得像羊,其特点是两只眼睛距离比较宽(据历史记载,獬能判断是非曲直——假如两个人诉讼,就拿角顶撒谎的人,所以在法院审判的地方经常放一个獬的塑像)。

这句话是什么意思?是说扁鹊长得像獬这种丑八怪,声音像鸟,不好听。"听了老师讲的你不理解,理解了也不知道该怎么用,将来先生去世了,你就留下来给我看门吧。"这是二十三岁的姜殳对九岁扁鹊的评价,话里话外透露出一种人性的卑贱。

真正高贵的人是有同情心、怜悯心的。本来扁鹊就是没爹没妈的孩子,是人都应该对其有同情、怜悯之心。结果姜殳贬低、讽刺扁鹊,自视甚高,看别人很低,其实这种人品,也代表心性不太成熟。

※ 姜殳的慧没问题,但人品有问题。

※ 真正高贵的人是有同情心、怜悯心的。

2. 扁鹊名字的由来

"扁对曰：'汝闻之能知，知，先生少督，非智也。汝知之能辨，辨，先生心懈，非识也。吾貌若獬，父母施也，吾声若鹊，迺能鸣也。'众大笑之，言于常公，公笑而已。扁自请之，遂名扁鹊"

别看扁鹊平时不说话，很木讷，但他是"哑巴吃饺子——心里有数"，其实很厉害。

扁对曰："汝闻之能知，知，先生少督，非智也。"

这句话的意思是你这么挤对我，没事，你知道的那些东西，都是在先生的督促教育下才学到的，并不是你自个儿想出来的。老师给你啥样，你还是啥样，没有留在自己的心里生根发芽，开花结果，你举一反不了三。

汝知之能辨，辨，先生心懈，非识也。吾貌若獬，父亲施也，吾声若鹊，迺能鸣也。

"懈"是解释的意思，知道以后能不能分辨是非曲直，知晓在各种场合下的具体应用。

我们说，做事要因地、因时、因人而异，要有变通，变就是一种机智、灵活的运用。

扁鹊说："你也没这种本事、见识。我的长相像异兽，这是

> 老师给你啥样，你还是啥样，没有留在自己的心里生根发芽，开花结果，你举一反不了三。

> 做事要因地、因时、因人而异，要有变通，变就是一种机智、灵活的运用。

我先天的遗传，我长成这样是天造地化，父精母血使然，怎么了？而且都长得一个样的人就对吗？自然有我的特点，这是我的本心，我尊重我的本心。我的高音比你强，声音传得比你远。"

扁鹊这几句话把姜殳呛得无话可说。

最后"殳大笑之"，听了以后，姜殳大笑，一是为了缓解尴尬，二是透露出一种看不起和鄙视。

殷常公回来以后，姜殳向他汇报了这件事，殷常公只是笑一笑而已。因为这件事，扁鹊想："既然老师给我起个名，你又说我发声像鸟，我干脆就叫扁鹊得了。"——"扁自请之，遂名扁鹊。"就这样，一个没爹没娘的孩子，给自己取了这么一个名字。

> 殷常公回来以后，姜殳向他汇报了这件事，殷常公只是笑一笑而已。

3. 修行一方面是提高智和慧，另一方面是提升格局，充实能量

从这件事上，我们可以得知姜殳的慧没达到一种境界、层次。修行一方面是提高自己的心智水平，提高智和慧；另一方面是提升格局，充实能量，开阔视野。尤其要学会与人、事、物相处，善待别人，就是善待自己。

所以从姜殳和扁鹊开玩笑的态度和语气来讲，我觉得他的修行、层次确实差点儿。真正修行高的人，走到哪儿都是一团和气，让别人感觉舒服，不让别人处在一种卑微、困窘、感到丢

> 修行一方面是提高自己的心智水平，提高智和慧；另一方面是提升格局，充实能量，开阔视野。

人、不好意思的状态。

人们经常说:"打人不打脸,骂人不揭短。"拿别人的生理缺陷开玩笑,只能说明这个人很low,修行层次不高。有的人是被教育、训练得这么做的,也就是他是内心看不起,但表面上会表现得客气、有礼貌。可真正的教育是让他达到那种德行,背后有物质能量支持的高度,老师不用教他,他自然就会那么对待别人。所以,我们说给人留面子,维护别人的尊严,让别人跟你相处感到舒服,这是一种跟人交往最起码的礼貌。

我听过很多故事,有的人故意害别人,让别人出丑,但真正的贵族是让别人感觉舒服,哪怕别人出丑了,也尽量给人家打圆场,帮助别人摆脱尴尬。

比如吃虾的时候,有一个小碗里放的清水。那个水是在你剥虾的时候,手不干净了,放里面洗一洗用的,但有些人以为是喝的水,拿起来就喝了。边上一帮很low的人,马上哈哈大笑:"你这个乡巴佬,那不是喝的,那是洗手的。"

看到别人出丑你高兴是吗?除了证明你的格局、能量太差以外,没有别的。而有的人为了维护别人的面子和尊严,看客人喝了水,自个儿也端起来喝了水,互相还碰个杯——这种境界、格局,我们只能高山仰止。

第四十七章

人可以有倒霉运，不能有倒霉相

我们经常说"时也，运也，命也"。运是一时的，谁都有起有落，就像我非常欣赏的南开大学创办人张伯苓校长说的一句话："人可以有倒霉运，不能有倒霉相"。无论多么艰难、因苦、不顺利，自己的精神都不能倒下。

经文：

异日，常公谓殳曰："十年成汝，今可去矣。"吾言于汝："居细无祸，灾其自妄；且记。"殳去之。常公望其道问扁曰："汝谓殳之去，可得安乎？"扁对曰："初安，再妄，复牢之。"公诧然曰："行乎？性乎？"扁对曰："兼有也，谓有：争于势，不敌者死矣。"自此，扁日奉而夜读，勤勉而事焉。又三年，殳因治而涉罪，囚于牢。扁随侍常公西行，途有不明，告先生，先生所释，皆能记之。故其传者，非言止矣，实心领而神会之跃也。

1. 灾难大多数来源于自己的狂妄、自大、膨胀

"异日，常公谓殳曰：'十年成殳，今可去矣。'吾言于殳：'居细无祸，灾其自妄；且记。'殳去之。常公望其道问扁鹊曰：'殳谓殳之去，可得安乎？'"

过了几天，殷常公对姜殳说："我花了十年时间培养你，你今天可以离开师傅单飞了，自个儿去闯荡吧。但在闯荡之前，我有几句话要嘱咐你：'只要小心、谨慎地生活、工作，就不会出大问题，不会招来灾祸，所有灾难大多来源于自己的狂妄、自大、膨胀。就这么两句话，你一定要记住。'"

其实，这两句话应该说对所有人都适用，平时小心、谨慎地生活，夹着尾巴做人，不遭灾，不惹事，不主动犯错（其实很多情况下两军对垒，不是看谁比谁强，而是看谁比谁少犯错，或者晚犯错）。如果听得进去，那确实有用。

殷常公说完，姜殳就离开了。送别他的时候，殷常公问扁鹊："你觉得姜殳走了以后，他将来的结局会安好吗？"

其实，我觉得殷常公问这句话有点儿奇怪，当时扁鹊才九岁，孩子懂什么？但殷常公就这么问了。结果扁鹊回答："初安，再妄，复牢之。"这七个字，就预测了姜殳的命运——刚开始还有殷常公您的影响，受到您的加持和护佑，这样他能消停一段时间。然后他内心的那种狂妄、自大、傲慢就会冒出来，压抑不住，就会惹是生非，最后被关到牢里。

> 只要小心、谨慎地生活、工作，就不会出大问题，不会招来灾祸，所有灾难大多来源于自己的狂妄、自大、膨胀。

> 其实，很多情况下两军对垒，不是看谁比谁强，而是看谁比谁少犯错，或者晚犯错。

2. 无论再艰难、困苦、不顺，精神都不能垮

> "公谂然曰：'行乎？性乎？'扁对曰：'兼有也，谓有：争于势，不敌者死矣。'自此，扁日奉而夜读"

听完扁鹊说的这七个字，殷常公很诧异地说："这种灾祸是他的行为不当带来的，还是他命中注定的？"

这已经不是老师问孩子了，简直是一个徒弟问老师的感觉。只见扁鹊对曰："两者都有。"

我们经常说"时也，运也，命也"。运是一时的，谁都有起有落。就像我非常欣赏的南开大学创办人张伯苓校长说的一句话，"人可以有倒霉运，不能有倒霉相"。再艰难、困苦、不顺的时候，自己的精神都不能倒下。

然后，扁鹊继续说："他想螳臂当车，以一己之微力跟大运势作对，最后肯定敌不过，长江后浪推前浪，前浪最终被拍死在沙滩上。"

所以，做大事要看趋势，这是一个道家修行者的必备本事，而姜殳要做的就是自己一定要卑微、谦和。如果认为人定胜天，老子天下第一，只要老子愿意干，就没有成不了的事，这就离死不远了。这就是九岁的孩子说的话。

从那以后，扁鹊白天侍奉老师，跟着老师的节奏、章法做事，晚上读《玄隐遗密》。

勤勉而事焉。

"勤"是勤快，现在很多人的眼里根本就没活儿。其实，不是眼里没活儿，而是就算有活儿，他也懒得去做，内心就是那种肾精消耗、被掏空了的状态，恨不得自个儿关起门来待着，怕事。

"勉"是把事做到位，有的人很勤快，但做什么事都浮皮潦草，蜻蜓点水。

"勉"还有一种解释是勉强（其实在古书里，勉强和学习是有关系的。现在人们认为勉强是虽然不情愿，但还要去干的意思）。

"事"是侍奉、亲力亲为的意思。

3. 很多人都是妄人，我们要小心他们

> "又三年，殳因治而涉罪，囚于牢。扁随侍常公西行，途有不明，告先生，先生所释，皆能记之。故其传者，非言止矣，实心领而神会之跃也"

又过了三年，扁鹊十二岁了，这时姜殳果然因为给人治病治出事而入狱。

我以前说过，跟老师学习，最主要的是解决把病人治坏、害死病人的问题。治病这件事，如果不小心谨慎，胆大妄为，分分钟会出人命。果然，扁鹊说的话应验了。

很多人都是妄人，我们要小心他们。

扁鹊陪伴着老师离开长桑西行，一路上有什么不明白的就请教老师，老师为他解释的话，他全能记下来。

延伸阅读 | "解""释"有什么不一样

把浓度高的东西变成浓度低的，叫稀释；松开外部的捆绑叫释；内部捆绑得很紧你给它松开叫解。所以"解"和"释"是不一样的。

> 在解释古代经典的时候，比如用《黄帝内经》的话解释《黄帝内经》的问题——以经解经，这叫"解"；如果拿《黄帝内经》以外的话解释《黄帝内经》的问题，这叫"释"。

老师传给扁鹊的东西，点到、没点到的他能理解，而且言外之意、话里话外的东西，他都能记住。

这种描述很美妙，有那种思想、神明的小火苗跳跃的感觉。这就是完全被感化了，被感动了。

有了自己的神，而且这个神跟先生传下来的东西有共鸣，真是一种完美的结合。

> 有了自己的神，而且这个神跟先生传下来的东西有共鸣，真是一种完美的结合。

第四十八章
扁鹊的学识
是如何超越老师的

> 背负着几千年传承的人,内心有一个巨大的包袱,就是怎么把它传承下去。如果终于找到了一个优秀的学生,内心真的会有种那种安定的感觉。

经文：

扁鹊三十有二，始治于人。先生出而自叹曰："吾自谓殳之可才，然吾知殳不亟扁。扁常曰不足以治，习彫其心。吾常自叹其拙，今其学优于吾，安矣。"先生亡于镐。扁鹊居镐南守孝三年，静悟真髓而不以物动，治疾疗人不为利往。四十有四岁名闻天下，曰："长桑扁鹊，神乎其人哉。"然殳之聪，二十有三语谓皆尽其传。四年而牢，禁其终生。岂非过于知辨之害，而无智识之果者耶？

1. 老师以为扁鹊笨，其实扁鹊在精耕细作

> "扁鹊三十有二，始治于人。先生出而自叹曰：'吾自谓殳之可才，然吾知殳不亟扁。扁常曰不足以治，习耐其心。吾常自叹其拙，今其学优于吾，安矣。'"

扁鹊到了三十二岁后，才开始治病救人。这时殷常公发自内心地感叹："我最早认为姜殳是可造之才，到现在我才知道，姜殳跟这个木讷、长得丑、声音怪的扁鹊比起来差远了。我经常对扁鹊说可以出师了，可以离开我自立门户了，但扁鹊总说：'我还没到那个份儿上。'其实扁鹊是想靠更多的实践来培养自己的耐心。"

殷常公接着说："我还以为他笨呢，没想到他在精耕细作。如今我养的这个弃儿的学识已经超过了我，我的内心真是宽慰。"

所以，背负着几千年传承的人，内心有一个巨大的包袱，就是怎么把它传承下去。如果终于找到了一个优秀的学生，内心真的会有种那种安定的感觉。

> 扁鹊是想靠更多的实践来培养自己的耐心。

> 背负着几千年传承的人，内心有一个巨大的包袱，就是怎么把它传承下去。

2. 扁鹊治病，大家都说如有神助

> "先生亡于镐。扁鹊居镐南守孝三年，静悟真髓而不以物动，治疾疗人不为利迬。四十有四岁名闻天下，曰：'长桑扁鹊，神乎其人哉。'然殁之聪，二十有三语谓皆尽其传。四年而牢，禁其终生。岂非过于知辨之害，而无智识之果者耶"

先生亡于镐。扁鹊居镐南守孝三年，静悟真髓而不以物动，治疾疗人不为利迬。

镐京在西安附近。扁鹊的老师过世后，扁鹊心甘情愿地守在师傅的坟墓边三年，而且内心安静、平和。就像动物反刍一样，仔细把这三十多年来师傅讲的东西反复咀嚼、回味，加以消化、提炼、升华。同时也给人治病，不为谁给多少钱就心动，而是纯粹以正道救人为目的。

四十有四岁名闻天下，曰："长桑扁鹊，神乎其人哉。"

扁鹊四十四岁名闻天下后，大家都说一句话："长桑扁鹊，神乎其人哉。"这就是一个神，给人治病如有神助。

然殁之聪，二十有三语谓皆尽其传。四年而牢，禁其终生。

就是说姜殳这个人耳聪目明，跟老师学了十年，到二十三岁的时候以为把老师的东西都学到了，结果"四年而牢，禁其终生"——在牢里过一辈子。

岂非过于知辨之害，而无智识之果者耶？

这句话问得好，这种人这么狂妄、着急，岂不就是处在小聪明、抖机灵、抄近道的状态？这种人忘了真正的修行是要培养炼精化气、炼气化神、炼神还虚的状态。

以上就是三申道长记载的扁鹊的故事，我们知道了长桑君和扁鹊是同一个人。在司马迁的记载里，把他们写成了两个人。

> 真正的修行是要培养炼精化气、炼气化神、炼神还虚的状态。

第四十九章

中医判断人的死生标准是有神、无神

"不要让病人死在你手里",这对医生的诊断能力是一个极高的要求。因为中医判断人的死生标准是有神、无神,如果判断病人已经没有神了,就不给他治,所以判断预后是一种本事。

经文：

太仓公者，齐太仓长，临菑人也，姓淳于氏，名意。少而喜医方术。高后八年，更受师同郡元里公乘阳庆。庆年七十余，无子，使意尽去其故方，更悉以禁方予之，传黄帝、扁鹊之脉书，五色诊病，知人死生，决嫌疑，定可治，及药论，甚精。受之三年，为人治病，决死生多验。然左右行游诸侯，不以家为家，或不为人治病，病家多怨之者。

延伸阅读 ｜ 所谓信史，就是可信的历史

　　本节要讲的仓公（淳于意）的故事是一段信史——可信的历史。之前讲"三皇五帝"的时候，因为年代久远，一些不可靠的说法需要依据考古挖掘的资料去印证。

　　司马迁出生在景帝末年，仓公的故事发生在汉文帝时期，所以他们只相差三四十年。更重要的是，司马迁引用了大量档案，因为汉文帝下诏书，问仓公是跟谁学的医，怎么学的，读了哪些书，看病疗效如何……

　　所以仓公是诚惶诚恐、战战兢兢、严肃认真地把自己的学医经过，还有治病的诊断、治疗、方法、预后都告诉了皇帝。而司马迁作为太史公，完全掌握了这些档案，于是写成了这篇传记。因此，这篇传记的可靠性、珍贵性以及史料价值和临床的指导意义都非常强。

> 仓公是诚惶诚恐、战战兢兢、严肃认真地把自己的学医经过，还有治病的诊断、治疗、方法、预后都告诉了皇帝。

> 这篇传记的可靠性、珍贵性以及史料价值和临床的指导意义都非常强。

1. 太仓公姓淳于，名字叫意，原来是一个管粮仓的官

"太仓公者，齐太仓长，临菑人也，姓淳于氏，名意"

太仓公是人们对淳于意职务的一个尊称，就像现在叫"张处""李队""屠局"一样。

"仓"是什么呢？仓是储存粮食的地方。

中国是一个农业大国，在古代，人们靠天吃饭，每年果树都有"大年""小年"之说——今年结得多，明年就结得少，粮食也有丰产和歉收。所以国家稳定的时候都要建一些大仓库储存粮食，可以在灾荒饥年来临的时候赈灾、发粮。

淳于意不是一个专业医生，而是齐国一个管理皇家粮仓的长官，所以叫太仓长。（我毕业以后分在北京东直门医院工作，这家医院所在的地方就是海运仓，旁边还有南新仓、北新仓。为什么叫仓？因为以前这里有漕运，大运河把南方的粮食运到北方，所以东直门是一个水陆码头，卸下来的粮食都储存在这些粮仓里。）

淳于意是临淄人，现在临淄叫淄博，原来是齐国的首都，最早是姜子牙的封地，后来又变成了姓田的封地。

春秋战国时期，盛产各种有名的阴阳家，或者方士，或者方生。姜子牙不用说了，他是头号政治家、军事家，当然也是道家传人。后来有管仲，管仲治理齐国的时候，帮助齐桓公成为春秋

国家稳定的时候都要建一些大仓库储存粮食，可以在灾荒饥年来临的时候赈灾、发粮。

春秋战国时期，盛产各种有名的阴阳家，或者方士，或者方生。

五霸之一，他治理国家的基本思想就是道家思想。

后来也出了很多名人，比如方士徐福，利用秦始皇想长生不老求仙药的心理，骗了他两次，"融资"到海上去求仙药。

姓淳于氏，名意。

姓和氏最早是分开的，姓是你妈是谁，氏是你的氏族，你的封地在哪儿，你从事的是什么职业……后期很多人以氏为姓，比如徐家封到徐州，就用封地的氏做了后来的姓。

"淳于"的本义是编钟上的一个乐器，这个姓氏可能是因为他们祖先的职业是敲打编钟，最后就以淳于为姓，他的名字叫意，淳于意就是仓公。

> 姓和氏最早是分开的，姓是你妈是谁，氏是你的氏族，你的封地在哪儿，你从事的是什么职业……

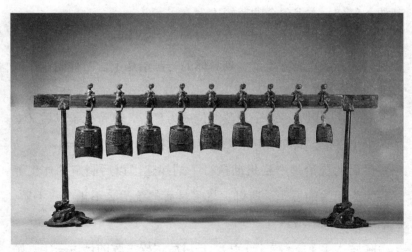

编钟

2."不要让病人死在你手里"

> "少而喜医方术。高后八年,更受师同郡元里公乘阳庆。庆年七十余无子,使意尽去其故方,更悉以禁方予之,传黄帝、扁鹊之脉书,五色诊病,知人死生,决嫌疑,定可治,及药论,甚精"

淳于意从小就喜欢医方术。

"医"和"方术"是分开的,可以说"医"只是方术或者方剂的一部分,方术包含的范围更大。

我以前说过,巫和觋传下来就变成了方士和方生,方士搞神神鬼鬼的方术,而方生落实到具体的行医治病上。两种职业在气以上的层面也有交叉点。

刘邦死了以后,太子刘盈继位成为惠帝,惠帝死了以后又立了两个小皇帝,其间实际上都是吕后掌权。

吕后的统治是严格贯彻执行了刘邦建国以后制定的休生养息、无为而治的思想。所以,尽管吕后的统治名不正、言不顺,但国力还是日渐增强。

高后八年(公元前180年),是吕后掌权主政的最后一年,她死后周勃又把天下夺回来给了刘家。这时刘邦的第四个儿子继位——汉文帝,这是一个关键节点。

"更受师"就是以前拜过老师,接下来又拜了一位老师,跟他是同郡,都在临淄。

巫和觋传下来就变成了方士和方生,方士搞神神鬼鬼的方术,而方生落实到具体的行医治病上。

吕后的统治是严格贯彻执行了刘邦建国以后制定的休生养息、无为而治的思想。

关于"公乘阳庆"有几种说法，一种是说他姓公乘，叫阳庆。还有一种说法是公乘是一个爵位，其实这个人姓阳叫庆（我偏向第一种说法，但第二种说法也有道理，因为在后面的很多问答里都叫他庆，如果他叫公乘阳庆，那就应该直接称阳庆）。

淳于意拜师的时候老师已经七十多岁了，没有儿子，没有后代传承（此处存疑，因为后面又提到淳于意的老师有儿子，但是有没有儿子跟传承中医还真是关系不大。我见过很多名家，教学生有方，教子不行——想把自己这点儿宝贵的东西传给儿子，儿子就是接不住，或者干脆不情愿接，总之这种事强求不得）。

淳于意以前有过老师，碰到公乘阳庆以后，公乘阳庆对他说："你以前学的那些东西都不太正统，比起我这个差远了，你还是把它丢掉吧。"

然后，公乘阳庆把自己的全部秘方（其实就是《玄隐遗密》）都给了淳于意。是什么秘方呢？

之前提到，长桑君把自己的禁方传给了扁鹊，但没说里面是什么。而公乘阳庆传给淳于意的时候就告诉他里面是"黄帝、扁鹊之脉书"——首先是黄帝，然后有一个将其发扬光大的人叫扁鹊。

公乘阳庆传给淳于意的第一个秘方《脉书》是中医望闻问切里的一个重要内容，扁鹊又是"特以诊脉为名耳"——以号脉而著称，以此掩饰他能"视见垣一方人"的特殊本领。

公乘阳庆传给淳于意的第二个秘方叫"五色诊病"，是中医望诊的一套基本功夫，掌握以后就可以"知人死生"，判断病可治可不治，如果不可治，就判断预后。

我妈妈的老师，马衡枢先生经常说一句话——"不要让病人死在你手里"，这对医生的诊断能力是一个极高的要求。因为中医判断人的死生标准是有神、无神，如果判断病人已经没有神

> 淳于意拜师的时候老师已经七十多岁了，没有儿子，没有后代传承。

> 公乘阳庆把自己的全部秘方都给了淳于意。

> 中医判断人的死生标准是有神、无神，如果判断病人已经没有神了，就不给他治，所以判断预后是一种本事。

了，就不给他治，所以判断预后是一种本事。

我们经常说疑难杂症，疑难杂症比危重症更难治，因为有很多疑惑、嫌疑需要你捋清。

什么叫嫌疑？就是病人表现出的症状。但这些症状是顺证还是逆证，第一点你就要定。比如说发高烧，有的人发烧是好事，只要不出现惊厥、抽搐等其他并发症，烧透了就好了。再比如说拉肚子，到底应该把它止住，还是让它继续排干净？这都叫嫌疑。而且这些病势来的时候都很凶险，病人和病人家属都很着急，这时医生的决断就很重要。如果把顺逆搞反了，就会出人命。

所以，从古到今流传着一句话——"桂枝下咽，阳盛则毙；承气入胃，阴盛而亡"。医生看病真是差之毫厘，谬以千里，必须"决嫌疑，定可治"——第一是能不能治，用什么方法治，然后是治疗的时间、周期以及预后。

另外，公乘阳庆传给淳于意的秘方书里还有药论（《神农本草经》传下来的）。

> 疑难杂症比危重症更难治，因为有很多疑惑、嫌疑需要你捋清。

> 医生看病真是差之毫厘，谬以千里，必须"决嫌疑，定可治"——第一是能不能治，用什么方法治，然后是治疗的时间、周期以及预后。

3. 好大夫注定一天看不了多少病人

> "受之三年，为人治病，决死生多验。然左右行游诸侯，不以家为家，或不为人治病，病家多怨之者"

淳于意跟公乘阳庆学了三年开始为人治病，判断预后都特别灵验。

因为本事学成了，淳于意就像当年的扁鹊一样，经常在全国各地周游。周游的目的我讲过，第一是见识不同的病症，第二是寻访徒弟，第三是寻找各地的地道药材。

然后连家都顾不上了。

为什么要说淳于意连家都顾不上了呢？是为后面他的女儿缇萦（tí yíng）救他埋下一个伏笔。当爹的不负责任，整天不着家，结果女儿还愿意卖身为婢来救他。因为"或不为人治病，病家多怨之者"（医生出名以后，求医的人就多了，但中医不是工业化产品，而是要量身定做、因人而异的。所以好大夫注定一天看不了多少病人）。

> 周游的目的，第一是见识不同的病症，第二是寻访徒弟，第三是寻找各地的地道药材。

> 医生出名以后，求医的人就多了，但中医不是工业化产品，而是要量身定做、因人而异的。

第五十章

缇萦救父

　　这个有血性、有骨气的女儿，本来打算跟着父亲走几步、送一程，但最后缇萦就跟着押解的官差，跟着父亲一路向西。这个女孩子了不得，到了西安以后，还通过关系给皇帝上了书。

经文：

文帝四年中，人上书言意，以刑罪当传西之长安。意有五女，随而泣。意怒，骂曰："生子不生男，缓急无可使者！"于是少女缇萦伤父之言，乃随父西。上书曰："妾父为吏，齐中称其廉平，今坐法当刑。妾切痛死者不可复生而刑者不可复续，虽欲改过自新，其道莫由，终不可得。妾愿入身为官婢，以赎父刑罪，使得改行自新也。"书闻，上悲其意，此岁中亦除肉刑法。

1. 淳于意的女儿特别有血性、有骨气

"文帝四年中，人上书言意，以刑罪当传西之长安。意有五女，随而泣。意怒，骂曰：'生子不生男，缓急无可使者！'于是少女缇萦伤父之言，乃随父西"

转眼就到了文帝四年（公元前176年），有人上书举报淳于意，给他安了一些罪名（这些罪名到底是什么，现在没有证据，我估计他是没给人看病，或者是没给人看好，导致结了怨，人家陷害他），就要判刑了（古代刑罚有一种叫流放，就是把犯人放到荒郊野外，当官的被贬了叫贬谪）。消息传到了西安——当时的首都。

淳于意有五个女儿，当他戴上镣铐准

古代刑罚有一种叫流放，就是把犯人放到荒郊野外，当官的被贬了叫贬谪。

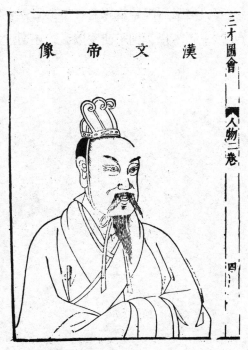

《三才图会》中的汉文帝像

备向流放地出发时，他的女儿们就跟着他一步一步走，"随而泣"（"泣"是无声地流泪）。

看到这个场景，淳于意怒冲冲地骂道："生了五个孩子没有一个是儿子，等到有急事的时候一个也用不上——生子不生男，缓急无可使者。"（"缓急"是偏义复词——"缓"和"急"本来是反义词，放在一起说的是其中一个意思——"急"。比如我们说"舍得"，其实说的是"舍"的意思，不是说"得"。有一句北京话叫"褒贬是买主"——"褒"是表扬，"贬"是贬低，但放在一起就是偏义复词，意思是说买东西总是挑毛病的人是真正的买主，跟你讨价还价的人是真正的买主。再比如说"希望"，"希"是没有的意思，"望"是月亮圆了，所以合在一起还是望的意思……这些是汉语的一个特点。）

结果淳于意这么一骂，他最小的女儿缇萦听了父亲的话很伤心。这个有血性、有骨气的女儿，本来打算跟着父亲走几步、送一程，但最后缇萦就跟着押解的官差，跟着父亲一路向西。这个女孩子了不得，到了西安以后，还通过关系给皇帝上了书。

> 淳于意有五个女儿，当他戴上镣铐准备向流放地出发时，他的女儿们就跟着他一步一步走。

> 缇萦跟着押解的官差，跟着父亲一路向西。

2. 小女子也伟大

"上书曰：'妾父为吏，齐中称其廉平，今坐法当刑。妾切痛死者不可复生而刑者不可复续，虽欲改过自新，其道莫由，妾愿入身为官婢，以赎父刑罪，使得改行自新也。'书闻，上悲其意，此岁中亦除肉刑法"

缇萦给皇帝的上书写的是什么呢？"妾父为吏"——小女子我的父亲当了一个小吏（吏是一个小官，在古代的时候，官和吏有明确区分。实行科举制度以后，人们通过科举考试获得功名才可以做官，品阶最低的是七品县官，县官以下的捕快、押司都是吏。当时，汉朝还没有实行科举制度，一般都是由下向上推选人才为官——也就是实行举孝廉，所以淳于意是官职下一个办事人员）。

"齐中称其廉平"——齐中的人都说他很廉洁，不是贪污、腐败的人（"廉"是边界的意思，做人有底线，不破坏自己的规矩）。

"今坐法当刑"——所以说他犯了什么法，肯定不是贪污受贿的问题，而是跟治病救人有关。

妾切痛死者不可复生而刑者不可复续。

这句话哪像一个小孩子说的话呢？

实际上，这句话有两层意思：第一，如果父亲犯了死罪，人死就不能复生了；第二，如果不是死罪，就算判成其他罪名，比

> 汉朝没有实行科举制度，一般都是由下向上推选人才为官——也就是实行举孝廉。

如肉刑,也不能再恢复原样了〔汉朝有一个从秦朝传下来的酷刑,叫肉刑,肉刑的第一种是黥(qíng)刑——往脸上刺字、刺花纹,还涂上颜色;第二种是割鼻子;第三种是剃脚;第四种是宫刑〕。

缇萦说:"如果父亲犯了罪,想改过自新、立功赎罪,您应该给他一个机会。"

妾愿入身为官婢,以赎父刑罪,使得改行自新也。

这句话是说,小女子我愿意用自己的自由身替我爹赎罪(在古代,婢跟奴没什么区别,在普通人家叫"奴",在官家就是"婢"——使唤丫头),减轻刑罚,让他有一个改过自新的机会。

结果,缇萦写的这封书信还真被送到了汉文帝的案头。汉文帝读了以后,怜悯于缇萦对父亲的真意,除了赦免淳于意的刑罚,还在当年废除了肉刑(其实这里的记载有点儿问题,不是在当年废除了肉刑,是在汉文帝十三年,也就是九年以后彻底废除肉刑,改成了笞刑——拿竹板打屁股。刚开始改成笞刑,因为数量和轻重掌握不好,本来没判死刑的人,结果被打死了,所以后来又经过汉景帝、汉武帝的各种改良,野蛮的肉刑终于得到了废除)。

这就是历史上著名的《二十四孝》里提到的缇萦救父的故事。

> 汉文帝读了以后,怜悯于缇萦对父亲的真意,除了赦免淳于意的刑罚,还在当年废除了肉刑。

第五十一章

学中医是"业余学，身家用"

中医是"业余学，身家用"，这是我妈的老师马衡枢先生提的口号。马先生经常说："学医最好不以医谋生，以医谋生容易搞歪门邪道。"本身自己的生活有保障，再去学医，就有种证道、悟道、行道的成分在里面。

经文：

意家居，诏召问所为治病死生验者几何人，主名为谁。诏问故太仓长臣意："方伎所长，及所能治病者？有其书无有？皆安受学？受学几何岁？尝有所验，何县里人也？何病？医药已，其病之状皆何如？具悉而对。"臣意对曰：自意少时，喜医药，医药方试之多不验者。至高后八年，得见师临菑元里公乘阳庆。庆年七十余，意得见事之。谓意曰："尽去而方书，非是也。庆有古先道遗传黄帝、扁鹊之脉书，五色诊病，知人生死，决嫌疑，定可治，及药论书，甚精。我家给富，心爱公，欲尽以我禁方书悉教公。"臣意即曰："幸甚，非意之所敢望也。"臣意即避席再拜谒，受其脉书上下经、五色诊、奇咳术、揆度阴阳外变、药论、石神、接阴阳禁书，受读解验之，可一年所。明岁即验之，有验，然尚未精也。要事之三年所，即尝已为人治诊病，决死生，有验，精良。今庆已死十年所，臣意年尽三年，年三十九岁也。

1. 淳于意是通过什么变成名医的

"意家居，诏召问所为治病死生验者几何人也，主名为谁。诏问故太仓长臣意：'方伎所长，及所能治病者？有其书无有？皆安受学？受学几何岁？尝有所验，何县里人也？何病？医药已，其病之状皆何如？具悉而对。'臣意对曰：自意少时，喜医药，医药方试之多不验者。至高后八年，得见师临菑元里公乘阳庆。庆年七十余，意得见事之。谓意曰：'尽去而方书，非是也。庆有古先道遗传黄帝、扁鹊之脉书。五色诊病，知人死生，决嫌疑，定可治，及药论书，甚精。我家给富，心爱公，欲尽以我禁方书悉教公。'"

通过女儿缇萦的努力，淳于意不仅没有被判刑，还被释放了。而女儿缇萦去哪儿了？据三申道长说，缇萦留在家里跟父亲学医，最后在宫里做了一名女御医。汉朝后期有一位女名医叫淳于衍，据说就是他们的后代。

淳于意被释放回家以后，汉文帝就下诏书说："你学了这套治病救人的本事，到底有没有效果？你学习的教材是什么？你从哪儿学的？跟谁学的？学了多少年？把你治疗的有效的病案汇报给我，病人是哪儿的人？得的是什么病？经过你的治疗以后，他的症状有没有改变？等等，你要好好回答我的这些提问。"

> 通过女儿缇萦的努力，淳于意不仅没有被判刑，还被释放了。

> 据三申道长说，缇萦留在家里跟父亲学医，最后在宫里做了一名女御医。

淳于意回禀皇帝:"我从小就对中医、中药感兴趣,但碰到的一个最大的问题是抄了很多秘方,跟了很多老师,学了很多理论,但用了大多都没效。"

确实,学医最大的痛苦就是最开始的阶段,古代大医淳于意是这样,孙思邈当年也是这样,我们现在也是这样。

> 学医最大的痛苦就是最开始的阶段,古代大医淳于意是这样,孙思邈当年也是这样,我们现在也是这样。

淳于意接着禀告:"到了高后八年,我在临淄拜了师父公乘阳庆。师父当时七十余岁,我就一直侍奉在他身边。结果师父公乘阳庆对我说:'你把以前学的那些方子和书都扔了,因为都不对。我这儿有古先道珍藏、秘传下来的黄帝和扁鹊传承的经典(扁鹊学完《黄帝脉书》后举一反三,自己写了一部《黄帝八十一难经》,是对《黄帝内经》的推演和解释)。'"

五色诊病,知人死生,决嫌疑,定可治,及药论书,甚精。

这些都是经过历史检验的、最精华的、最金贵的箴言。

> 这些都是经过历史检验的、最精华的、最金贵的箴言。

我家给富,心爱公,欲尽以我禁方书悉教公。

"给"是供给的意思,这句话是公乘阳庆对徒弟淳于意说的——"我家不靠这个谋生,我很看重你,所以无条件、无偿地全教给你"。

其实很多人玩这些所谓无用的东西,甚至是谈玄论道,都是在解决了基本温饱问题以后,才可能有精力、时间、兴趣去学习的。中医是"业余学,身家用",这是我妈的老师马衡枢先生提的口号。马先生经常说:"学医最好不以医谋生,以医谋生容易搞歪门邪道。"本身自己的生活有保障,再去学医,就有种证道、悟道、行道的成分在里面。

> 本身自己的生活有保障,再去学医,就有种证道、悟道、行道的成分在里面。

2. 淳于意的师父传给了他什么"秘方"

> "臣意即曰：'幸甚，非意之所敢望也。'臣意即避席再拜谒，受其脉书上下经、五色诊、奇咳术、揆度阴阳外变、药论、石神、接阴阳禁书，受解读验之，可一年所"

淳于意说："师父把他的秘传全部赐予我，这是我天大的荣幸，我真是想都不敢这么想。"

"席再拜谒"是一种很隆重的礼节，汉朝人都是席地而坐，席地而坐的时候又起身再拜，然后再落座。这跟沐浴、焚香、更衣一样，表示自己虔诚、敬畏的心理。更可贵的是公乘阳庆除了把"禁方"传给他，而且把"禁方书"的书名、内容全列出来了。

其中，第一本叫《脉书》，第二本叫《上经》和《下经》。由此可见《黄帝内经》以前并不叫这个名字，而叫《上经》《下经》。

现在留下来的《素问》《灵枢》里，都是只言片语地提到《上经》《下经》，但是语焉不详。我拿到三申道长的《玄隐遗密》以后，发现《上经》《下经》说了什么，里面都有记载，太宝贵了。

还有《五色诊》《奇咳术》（其实叫《奇恒术》，"脑、髓、骨、脉、胆、女子胞"叫奇恒之腑。另外，它叫奇病——四季天气正常不得病，四季天气出现了异常就会得奇病，所以叫《奇恒术》）。

汉朝人都是席地而坐，席地而坐的时候又起身再拜，然后再落座。

现在留下来的《素问》《灵枢》里，都是只言片语地提到《上经》《下经》，但是语焉不详。

《揆度》是什么？是人们骨度分寸、点穴定位的一门学问。

《阴阳》是《阴阳大论》，讲的是五运六气的变化。

《药论》就是《神农本草经》的传承。

《石神》讲的是汉朝人吃的兴奋剂，用的是五石散，其实就是矿物药，最早叫炼外丹（炼外丹衍生出中国最早的化学，比如把朱砂加热以后，就分解成硫化汞，朱砂经过烧制就变成了白的水银和黄的硫黄）。所以有一派叫外丹——矿物药，人吃完以后巨热、巨兴奋，跟吸毒一样。但不可否认的是这个矿物药也有特定的治疗作用，比较剧烈、凶悍。

《接阴阳》讲的是房中术，就是男女交合的一些相关理论。

这些都是禁书，都是秘方。

公乘阳庆除了给淳于意书以外，还一字一句地教他，给他解读，教他到临床验证。

3. 实践是检验真理的唯一标准

> "明岁即验之，有验，然尚未精也。要事之三年所，即尝已为人治诊病，决死生，有验，精良。今庆已死十年所，臣意年尽三年，年三十九岁也"

淳于意学了一年，第二年在临床上验证就有效，但还没有精通。

就这么小心、严谨地跟老师学了三年，给人治病就比较精当了。

以前跟老师学的医药方，试之多不验，后来学的用了就有效，所以说实践是检验真理的唯一标准。

"今庆已死十年所，臣意年尽三年，年三十九岁也"是说，我的老师去世已有十年了，我在二十六岁的时候，碰到老师公乘阳庆，跟老师学了三年，现在已经三十九岁。

> 以前跟老师学的医药方，试之多不验，后来学的用了就有效，所以说实践是检验真理的唯一标准。

第五十二章

为什么古代很多大医家的绝学不愿意外传

中医传承是口传心授、耳提面命,而且跟师傅的身心状态、气场有很大关系。

经文：

问臣意："师庆安受之？闻于齐诸侯不？"对曰："不知庆所师受。庆家富，善为医，不肯为人治病，当以此故不闻。庆又告臣意曰：'慎毋令我子孙知若学我方也。'"
问臣意："师庆何见于意而爱意，欲悉教意方？"对曰："臣意不闻师庆为方善也。意所以知庆者，意少时好诸方事，臣意试其方，皆多验，精良。臣意闻菑川唐里公孙光善为古传方，臣意即往谒之。得见事之，受方化阴阳及传语法，臣意悉受书之。臣意欲尽受他精方，公孙光曰：'吾方尽矣，不为爱公所。吾身已衰，无所复事之。是吾年少所受妙方也，悉与公，毋以教人。'"

1. 有本事者，往往不得善终：为什么淳于意那么出名，可是他的老师却不出名

"问臣意：'师庆安受之？闻于齐诸侯不？'对曰：'不知庆所师受，庆家富，善为医，不肯为人治病，当以此故不闻。'庆又告臣意曰：'慎毋令我子孙知若学我方也。'"

> 淳于意跟皇帝的诏问和回禀是有几个来回的。

接下来说的是一些病案，我们先跳过去看最后记载的淳于意学医的过程。

淳于意跟皇帝的诏问和回禀是有几个来回的。皇帝说："你的学问是跟公乘阳庆学的，那公乘阳庆是跟谁学的？你在齐国这么有名，为什么你的老师不出名？"

淳于意回答："我真的没敢打听，老师也没说，我不知道他是跟谁学的。只知道'庆家富，善为医'，他本身家境比较殷实，学医是他本心的爱好，他也不靠这个谋生。从他教我，包括带我临床见习，都看得出他是一个很有本事的医生。但他有本事却不肯为人治病，不靠这个作为职业谋生，所以他在齐国不出名。"

这就是我说的一种很高级的阶段。

老师还告诉淳于意："不要让我的子孙知道是跟我学的这套东西。"因为学医掌握的是真理，而且真理往往掌握在少数人的

> 他有本事却不肯为人治病，不靠这个作为职业谋生，所以他在齐国不出名。

手里，而大多数人对真理基本上是"下士闻道，大笑之，不笑，不足以为道"。

所以，公乘阳庆掌握了这套东西后不肯外露，怕招人妒忌，怕自己的身家性命不保，这是不愿意外传的内在原因。

我们也知道，扁鹊是什么下场？华佗是什么下场？这都是有本事的医家最后不得善终的例子。所以有他的内在逻辑和价值观在里面。

淳于意的意思是，如果不是皇帝您老人家赦免了我的罪，不是您下诏书问，我才不告诉您这些事儿呢——这就是他这句话的潜台词。

> 因为学医掌握的是真理，而且真理往往掌握在少数人的手里，而大多数人对真理基本上是"下士闻道，大笑之，不笑，不足以为道"。

2. 真正的中医传承是口传心授、耳提面命

"问臣意：'师庆何见于意而爱意，欲悉教意方？'对曰：'臣意不闻师庆为方善也，意所以知庆者，意少时好诸方事，臣意试其方，皆多验，精良。臣意闻菑川唐里公孙光善为古传方，臣意即往谒之。得见事之，受方化阴阳及传语法，臣意悉受书之。臣意欲尽受他精方，公孙光曰：'吾方尽矣，不为爱公所。吾身已衰，无所复事之。是吾年少所受妙方也，悉与公，毋以教人。'"

接着皇帝的第三波问题又来了："你何德何能，为什么公乘阳庆见了你就喜欢你，而且把自个儿的全部'禁方术'都教给你？"

淳于意是这么回答的："公乘阳庆很低调，不肯为人治病，也不显露自己的这套本事。我后来怎么知道他呢？是因为我小时候就喜欢医药方剂，跟很多人学习过，但只有试了公乘阳庆的方子我才知道它是有效的、精良的。我最早的老师是淄川唐里公孙光先生，我知道他有古代传下来的秘方，便去拜访他，老师也喜欢我，传给我这套古书或者说古法。老师口传心授，我一笔一画记了下来。"

> 公乘阳庆很低调，不肯为人治病，也不显露自己的这套本事。

> 中医传承是口传心授、耳提面命，而且跟师父的身心状态、气场有很大关系。

"我学了以后觉得不够，还想多学点儿，结果公孙光说：'我把知道的东西都传给你了，如果不是因为喜欢你，我才不这么做。现在我老了，身体也不行了，你让我再去传给其他人，我也没有那个能力了。我传给你的，你别瞎传给外人，一定要挑选德行好的人传承。'"

中医传承是口传心授、耳提面命，而且跟师父的身心状态、气场有很大关系。

第五十三章

为什么有些人拜了名师，最后还是一事无成

其实一个好的中医，一辈子确实见过、学过、拜过很多老师。而且每个老师在他成长过程中的不同时段给予了他不同的东西，所以最后很难说他是跟谁学成了。好比前面三个馒头没吃饱，最后半个吃饱了，就可以说前面吃的都不算吗？这里有一个误区——不是说你这辈子跟的人多，最后就能成事，一定有一个让你立得住的、让你真正入门的人。

经文：

臣意曰："得见事侍公前，悉得禁方，幸甚。意死不敢妄传人。"居有间，公孙光闲处，臣意深论方，见言百世为之精也。师光喜曰："公必为国工。吾有所善者皆疏，同产处临菑，善为方，吾不若，其方甚奇，非世之所闻也。吾年中时，尝欲受其方，杨中倩不肯，曰'若非其人也'。胥与公往见之，当知公喜方也。其人亦老矣，其家给富。'时者未往，会庆子男殷来献马，因师光奏马王所，意以故得与殷善。光又属意于殷曰：'意好数，公必谨遇之，其人圣儒。'即为书以意属阳庆，以故知庆。臣意事庆谨，以故爱意也。"

1. 淳于意是如何变成天下大医的弟子的

"臣意曰:'得见事侍公前,悉得禁方,幸甚。意死不敢妄传人。'居有间,公孙光闲处,臣意深论方,见言百世为之精也。师光喜曰:'公必为国工。吾有所善者皆疏,同产处临菑,善为方,吾不若,其方甚奇,非世之所闻也。吾年中时,尝欲受其方,杨中倩不肯,曰"若非其人也"。胥与公往见之,当知公喜方也。其人亦老矣,其家给富。'时者未往,会庆子男殷来献马,因师光奏马王所,意以故得与殷善。光又属意于殷曰:'意好数,公必谨遇之,其人圣儒。'即为书以意属阳庆,以故知庆。臣意事庆谨,以故爱意也"

淳于意说:"我能在公孙光老师您的门下学习,而且您这么无私,把'禁方'全部传给了我,我一定要悉心体会,打死也不敢瞎传给别人。"

"我就这么跟公孙光老师学了一段时间,其间在跟他聊天时,我谈了一下自己对这些禁方的理解。老师觉得我说得不错,理解得很深。我的老师公孙光还高兴地说:'你一定会成为国医大师

> "我能在公孙光老师您的门下学习,而且您这么无私,把'禁方'全部传给了我,我一定要悉心体会,打死也不敢瞎传给别人。"

的,将来必成大器。当然,我教给你的东西还是有疏漏、有局限的,我知道有一个人,他也在临淄,开的方子都很地道,我比不了他,而且他开的方子按照我们学的理论解释不了。'"

老师公孙光接着说:"而且我中年时期想学他的方子,但是他不肯,说:'你不是我要传的那个人。'我派一个人带你去拜见他,如果他听了你的经历和见解一定会喜欢你,就像我喜欢你一样。他也老了,还没找到传人,一定很着急,而且他不缺钱。你去了以后他肯定会善待你,把方子传给你。"

淳于意说:"当时老师说的时候我并没有去,后来恰逢公乘阳庆的仆人殷来献马,正好师傅公孙光住在献马的人家里。因此可以牵线搭桥,让我跟公乘阳庆家的殷有了交往,而且相处得不错。"

公孙光跟殷说:"淳于意喜欢数(数就是推演推算,包括阴阳八卦),您一定要善待他。他是一个很儒雅、很有学问、很羡慕古风古道的人。"

公孙光先生还修书一封,让他带给公乘阳庆。公乘阳庆拿到书信以后,又听了仆人殷的介绍,所以觉得有机缘,两人最后相见。淳于意本人对待公乘阳庆的话也是谦恭、谨慎、小心,公乘阳庆最后也喜欢淳于意,最后就把绝学传给他了。

> 淳于意本人对待公乘阳庆的话也是谦恭、谨慎、小心,公乘阳庆最后也喜欢淳于意,最后就把绝学传给他了。

2. 不是说你这辈子跟的人多，最后就能成事

在淳于意拜师的整个过程中，我们看到了中医传承的几个特点。其实一个好的中医，一辈子确实见过、学过、拜过很多老师。而且每个老师在他成长过程中的不同时段给予了他不同的东西，所以最后很难说他是跟谁学成了。好比前面三个馒头没吃饱，最后半个吃饱了，就可以说前面吃的都不算吗？这里有一个误区——不是说你这辈子跟的人多，最后就能成事，一定有一个让你立得住的、让你真正入门的人。

如果入门以后立得住，然后在自己的理论根基上再借鉴他人的知识，那就能成器了。如果浮皮潦草，跟这个师傅学点儿，又跟那个师傅学点儿……虽然拜了很多师傅，最后一事无成的人也大有人在，而且基本上是大概率事件。为什么？因为你的神没建立起来，气场也不存在。

所以，从淳于意跟汉文帝诏书的问答来看，完全是如实地，很符合人情、人性地揭示了中医传承的过程。

第五十四章

人最怕的是攻击自己的正气，养体内的不正之气

现在人们学中医，在墙上挂一幅经络穴位图，然后拿着尺子量，找穴。这就是刻舟求剑，因为把人当成死的了，而且图上的人是一个冷冰冰的图像。

要知道，人得病以后，经脉的走向、穴位都会有变化，这时必须用手摸才能知道经穴之所在。

经文：

问臣意曰："吏民尝有事学意方，及毕尽得意方不？何县里人？"对曰："临菑人宋邑。邑学，臣意教以五诊，岁余。济北王遣太医高期、王禹学，臣意教以经脉高下及奇络结，当论俞所居，及气当上下出入邪正逆顺，以宜镵石，定砭灸处，岁余。菑川王时遣太仓马长冯信正方，臣意教以案法逆顺，论药法，定五味及和齐汤法。高永侯家丞杜信，喜脉，来学，臣意教以上下经脉、五诊二岁余。临菑召里唐安来学，臣意教以五诊、上下经脉、奇咳、四时应阴阳重，未成，除为齐王侍医。"

1. "五色诊"的厉害之处

> "问臣意曰:'吏民尝有事学意方,及毕尽得意方不?何县里人?'对曰:'临菑人宋邑。邑学,臣意教以五诊,岁余。'"

上一章我讲了仓公淳于意向汉文帝回复诏书,介绍了自己先跟公孙光先生学医,后来通过公孙光先生的引荐与公乘阳庆结缘。

汉文帝问淳于意:"不论是小官吏,还是平民百姓,有没有人跟你淳于意学过公乘阳庆先生传授的全部中医方技?如果有,姓甚名谁?哪里人?"

结果,淳于意回答:"有,临淄人宋邑想跟我学,我也看中了他,教他五诊(五色诊,是中医望诊里非常重要的一门技术),而且教了一年多。"

在望诊这门学问里,现在医生都取大家有共识的水平——你看见了,我也看见了的内容。但这里面有特殊情况,比如有些色敏的人——眼睛能够看到赤橙黄绿青蓝紫以外的一种光线——红外线,绝大多数人看不到,但有的人就能看到,尤其是小孩子;还有的人能看见紫外线(现在好多人出门要打伞,哪怕是阴天也要打伞,因为紫外线可以穿透云层把人晒黑),紫外线也是超乎我们的视觉频谱范围以外的,但有的人能看到。

中医对医生本人有特殊的训练,让他恢复到自然的状态,而且变得敏感。

> 在望诊这门学问里,现在医生都取大家有共识的水平——你看见了,我也看见了的内容。

> 中医对医生本人有特殊的训练,让他恢复到自然的状态,而且变得敏感。

其次，所谓望诊，色是一方面，还有泽——滋润度；还有光——有正常的光，还有晦暗的光。

有的人皮肤黑，但皮肤黑不见得就是病，又黑又亮就是一种自然肤色，怕的是面如死灰那种。所以五色诊是中医一个非常重要的诊断内容。

> 五色诊是中医一个非常重要的诊断内容。

公乘阳庆把全部"禁方"都传给了淳于意，而淳于意是挑了一部分内容教给了学生。为什么？我觉得这跟人的根器有关，学生擅长，或者对哪方面有兴趣，老师就教他哪方面。

> 公乘阳庆把全部"禁方"都传给了淳于意，而淳于意是挑了一部分内容教给了学生。

近代有一位修行非常高的道家人士叫王松龄，苏有余是王松龄的弟子，苏老师说："王松龄是唯一通读过《道藏》的人。"王松龄教了很多徒弟，给每个徒弟都传授一门功法。比如，苏有余老师偏于望气，有点儿像扁鹊的"望而知之"；还有一位姓赵的学生，擅长祝由——刨根，找出病的主要原因……反正每个弟子都继承了他的一门功法。

2. "扶正祛邪"说得容易，到底是"先扶正"还是"先祛邪"

> "济北王遣太医高期、王禹学，臣意教以经脉高下及奇络结，当论俞所居，及气当上下出入邪正逆顺，以宜镵石，定砭灸处，岁余"

淳于意游走在达官贵人之间，给他们看病，疗效非常好，于是济北王把身边的太医高期、王禹派来跟淳于意学习。

这两个人来了以后，淳于意教的内容就比较实用，第一个是经脉（我们现在学的是十二正经，奇经八脉，共二十条。但三申道长的书里包含了更多内容，络脉讲得非常详细。现在残存的《素问》《灵枢》里，我们只知道十五个络穴，而在《玄隐遗密》里有三百六十五个络穴——除去重名的，至少有一百多个。第二个是"奇络结"——一个是奇经八脉，一个是络脉，结就是气脉运行的聚集点）。

当论俞所居。

现在人们学中医，在墙上挂一幅经络穴位图，然后拿着尺子量，找穴。这就是刻舟求剑，因为把人当成死的了，而且图上的人只是一个冷冰冰的图像。

要知道，人得病以后，经脉的走向、穴位都会有变化，这时必须用手摸才能知道经穴之所在。

现在留下的叫经穴，还有十五个络穴，但在《玄隐遗密》里

> 现在人们学中医，在墙上挂一幅经络穴位图，然后拿着尺子量，找穴。这就是刻舟求剑，因为把人当成死的了，而且图上的人只是一个冷冰冰的图像。

> 人得病以后，经脉的走向、穴位都会有变化，这时必须用手摸才能知道经穴之所在。

有三百六十五个经穴，三百六十五个络穴，还有三百六十五个豁穴和谷穴。

所以"论俞所居"，就是体内的营气、卫气（"俞"是凸起，"穴"是凹陷）。一言以蔽之，中医是在身心的层面看疾病，不局限于一个有形有质的肉身，还看到了气在体内的流动、传导（这个气包括空气，还有无形的能量）。

及气当上下出入邪正逆顺。

在中医的行话里，这是经络的走形，是子午流注。

"邪正逆顺"就是先诊断，然后治疗——迎随补泻，有邪就要给邪气以出路，正气虚了就要迎——把气引到该去的位置和方向。所以"邪正逆顺"这几个字，基本上把中医的诊断、治疗都概括了。

怕的是什么？怕的就是你攻自己的正气，然后养体内的不正之气。所以扶正祛邪说得容易，到底是先扶正还是先祛邪？扶正有可能把敌人扶大，祛邪有可能伤了自己的正气……

落实到治疗就是"以宜镵石"，镵石是九针的一种特殊针具，石就是砭石。"定砭灸处"是什么意思？先揣穴，然后根据揣穴得出结论，是虚是实，应该补还是应该泻，在哪儿补，在哪儿泻，用什么样的治疗工具——砭、针、灸，在哪个时辰，怎样做，做之前病人的脉象是什么，做之后他的脉象又变成了什么……这就是中医传承黄帝的这套学问。

"岁余"——最后他们也学了一年多。

3.《神农本草经》《汤液经法》神奇在哪儿

"菑川王时遣太仓马长冯信，臣意教以案法逆顺，论药法"

"菑川王"是刘家封的同姓王，"时遣"就是不定期地派遣手下太仓马长叫冯信的。"正方"是什么意思呢？就是冯信肯定也懂点儿医术，继承了一些秘方，到淳于意这里来矫正、学习方剂学——用药配伍治病。

"臣意教以案法逆顺，论药法。""案"通"按"，就是号脉、点穴的方法。

通过望闻问切的按和切来判断疾病的顺逆，然后"论药法"——药是《神农本草经》传下来的单味药。然后"定五味及和齐汤法"（"齐"，通"剂"）——四气五味，升降浮沉，归经，这是中药的基本理论。

什么是气？是你所闻的这种药是什么样的气，有香的、臭的、辛散的、辛辣的、辛凉的，有焦枯的，有骚的，有腥的……

什么是味？味就是嘴里尝的，有酸、苦、甘、辛、咸。分得更细点儿，酸还有涩的味道，苦还有焦的味道，甜还有淡的味道。

我们喝的淡水叫甜水。我们吃海鲜其实吃的是蛋白质分解以后的鲜味儿。所以五味决定了脏腑的归经和补泻，比如辛味在人体里的作用有三个：一个是舒肝，一个是泻脾——把脾胃吸收的

> "案"通"按"，就是号脉、点穴的方法。

> 四气五味，升降浮沉，归经，这是中药的基本理论。

过多的痰湿、污浊泻掉，还有一个是宣肺。这是《辅行诀》里揭示的。中医的传承都是有序的，方剂的根是伊尹的《汤液经》；药的根是《神农本草经》。

"定五味及和齐汤法"，就是怎么去配伍君臣佐使。所以中医只不过是道家理论在人体的养生、保健、康复、治病等方面的具体应用。

> **延伸阅读 ｜ 什么是"君臣佐使"**
>
> 伊尹是个厨子——"调和五味""以鼎调羹"，由这个厨子定的君臣佐使很高级——补泻谓之君，这个方子要补还是泻，是针对哪个脏腑的？
>
> 臣是帮助，跟君药是同一个味道，帮助、照顾这个君去共同做事，或者是照顾，君照顾不到的地方臣要照顾到。
>
> 佐是防止补泻太过。使就是预防——假如一个脏得了病，一定要想到预后，预防下一个脏器出问题，要提前用一些药保护它。这就是君臣佐使的由来。
>
> 另外就是煎煮的方法，中药有不同的剂型——丸、散、膏、丹、汤、液、醪、醴，根据人病位的深浅，用不同的剂型。比如"汤者，荡也"——对急危重症能快速扫荡；"丸者，缓也"——对慢性病、虚损的病要用丸药慢慢调养……

所以，淳于意把《神农本草经》和伊尹的《汤液经法》都传给了冯信。

4. 仓公淳于意教出来的学生也是大医

> "高永侯家丞杜信,喜脉,来学,臣意教以上下经脉、五诊二岁余。临菑召里唐安来学,臣意教以五诊、上下经脉、奇咳、四时阴阳重,未成,除为齐王侍医"

下一个学生是高永侯家丞,叫杜信,他喜欢号脉,于是前来学习。

"上下经脉"分为《上经》《下经》,是《黄帝内经》的主要内容。在《汉书·艺文志》出现"黄帝内经"的名称之前,淳于意就跟公乘阳庆先生学了这套理论。那会儿还不叫《黄帝内经》,是叫《上经》《下经》《阴阳》《揆(kuí)度》。

《上经》《下经》到底讲的什么内容?我在没有得到三申道长的《玄隐遗密》之前,其内容在王冰版的《素问》、史崧版的《灵枢》里看到过只言片语。

《上经》偏理论,讲诊断;《下经》讲具体的治疗。另外,《黄帝内经·素问·病能论》说:"《上经》者,言气之通天也;《下经》者,言病之变化也;《金匮》者,决死生也;《揆度》者,切度之也;《奇恒》者,言奇病也。"(《奇恒》讲的是预测死生,讲疾病随着五运六气的变化加重,或者痊愈。)

淳于意是如何给杜信讲解的——"揆者,方切求之也"。"揆者",就是用手找穴位,找痛点。

> "上下经脉"分为《上经》《下经》,是《黄帝内经》的主要内容。

> 《上经》偏理论,讲诊断;《下经》讲具体的治疗。

除了号脉，还有三部九候诊法——颈动脉、脑动脉、十二经肌肉动脉都要摸。

度者，得其病处，以四时度之也。

找到身体有病的地方，然后根据春夏秋冬的变化、月亮的阴晴圆缺决定怎么治，用什么方法治。

看来，淳于意给杜信讲得比较全面、深刻。《上经》《下经》教给他了，脉诊也教给他了，就这样，教了他两年。

下一学生叫唐安，学得也很全面，只不过跟杜信学习的顺序不一样——五色诊排在了前面，然后是"上下经脉、奇咳，四时应阴阳重"，结果他没学完。尽管唐安肄业，但最后也成了齐王的侍医（相当于小级别的太医）。

以上就是淳于意跟公乘阳庆学了以后，自己教学生的具体情况。

第五十五章

医生看病
什么时候会出错

有生机的病能治,没有生机的病不能治。

经文：

问臣意："诊病决死生，能全无失乎？"臣意对曰："意治病人，必先切其脉，乃治之。败逆者不可治，其顺者乃治之。心不精脉，所期死生视可治，时时失之，臣意不能全也。"

连名医看病都做不到完全不出错

"问臣意:'诊病决死生,能全无失乎?'臣意对曰:'意治病人,必先切其脉,乃治之。败逆者不可治,其顺者乃治之。心不精脉,所期死生视可治,时时失之,臣意不能全也。'"

汉文帝又问道:"你诊断没有出过错吗?都是对的吗?"结果淳于意回禀皇上说:"意治病人,必先切其脉,乃治之。"如果医生不摸脉就给人治病,那肯定不是黄帝学派的传承人。

> 如果医生不摸脉就给人治病,那肯定不是黄帝学派的传承人。

败逆者不可治,其顺者乃治之。

这句话说的重点就是生机。有生机的病能治,没有生机的病不能治。

心不精脉,所期死生视可治,时时失之,臣意不能全也。

如果我号脉时感觉不对,或者对脉象判断不清楚,那么对病人的预后就会出现失误。所以我对死生的判断也不是百分之百准确,也会出现失误。所以我做不到完全不出错。

> 有生机的病能治,没有生机的病不能治。

千古无价病案篇

第五十六章
生死存亡的启示录：让后人受益无穷，无法用语言来形容其宝贵的医案

　　淳于意的医案特点：第一，真实；第二，在医案记述的过程中，完全记录了自己是怎么判断的，里面还包含了淳于意应用公乘阳庆传给他的一些禁书——黄帝、扁鹊《脉书》的内容，证明自己是根据什么理论，什么样的判断，产生什么样的效果……这些最宝贵的东西加在一起，说明了淳于意是一直在这样做并且一直这么要求自己的学生。

1. 史上真实、庄严、出处严谨的医案

前文讲了仓公回应汉文帝的询问，向他汇报了自己的师承、学习的书目、内容，以及向下的传承——第一，传承给谁；第二，传承什么东西。其间跳过了最大的篇幅——淳于意向皇帝汇报自己的医案（当时不叫"医案"，叫"诊籍"），这二十五个医案的宝贵程度，真是无法用语言来形容。

我们原来学习的扁鹊治虢国太子的那些医理，是司马迁转述的，或者是记述的，而淳于意的医案完全是自己记录的。

第一，淳于意的医案真实。为什么说它真实呢？因为它不是编撰的。

第二，淳于意的医案是向皇帝汇报的，所以文本庄严、郑重。

第三，皇帝为了证伪，会询问淳于意患者叫什么、是哪儿的人、什么官职（皇帝有自己的查询渠道）……

所以，淳于意的医案特点：第一，真实；第二，在医案记述的过程中，完全记录了自己是怎么判断的，里面还包含了淳于意应用公乘阳庆传给他的一些禁书——黄帝、扁鹊《脉书》的内容，证明自己是根据什么理论，做了什么样的判断，产生什么样的效果……这些最宝贵的东西加在一起，说明了淳于意是一直在这样做并且一直这么要求自己的学生。

第一，淳于意的医案真实。为什么说它真实呢？因为它不是编撰的。

第二，淳于意的医案是向皇帝汇报的，所以文本庄严、郑重。

第三，皇帝为了证伪，会询问淳于意患者叫什么、是哪儿的人、什么官职（皇帝有自己的查询渠道）……

淳于意讲述的医理非常深奥,而且这个学派的很多东西都失传了,说实话,我读这个医案也比较吃力,而且给临床班的学员讲的时候也比较困难。所以,现在我主要讲一下他看病的前后经过和结果,至于中间的理论分析,我们就直接跳过去。

> 淳于意讲述的医理非常深奥,而且这个学派的很多东西都失传了。

2. 如果喝醉后放肆地性交,胃肠之间容易长"疽"

齐侍御史成自言病头痛,臣意诊其脉,告曰:"君之病恶,不可言也。"

侍御史是一个相当于纪检监察的官职,某天,他来找淳于意看病,他说自个儿头痛。有意思的是,淳于意也没问他是什么病因,什么时候疼,哪儿疼,而是先号脉,号完脉以后说了一句比较惊人的话:"君之病恶,不可言也。"

"病恶"是什么意思?相当于现在病人做一个病理切片,发现肿瘤是恶性的。

> "病恶"相当于现在病人做一个病理切片,发现肿瘤是恶性的。

本来是一个很简单的头痛,结果淳于意说:"你这个病比较恶劣,预后不好,我也不好当你面说什么了。"

即出,独告成弟昌曰:"此病疽也,内发于肠胃之间,后五日当臃肿,后八日呕脓死。"

淳于意出来以后，就跟病人家属说："他得的是一种叫疽（jū）的病。"

（1）什么是痈（yōng）疽，可怕到什么程度

疽，我们经常叫痈疽。

痈是多头的疮，好发于丰厚的肌肉组织之间，现在叫蜂窝组织炎，一般表现为红肿热疼、溃破出脓。

疽是阴性的，扎的根比较深，而且是"独头蒜"，不是多头的疮。所以，我们医生一般叫阴疽，常见的有息肉、早期胃癌、骨髓炎等。而且它的表现不是红肿热疼，而是不阴不阳地就在那里堵着你。即便是流汤出水，也是那种稀汤寡水，是阴性的。而且"内发于肠胃之间"（"肠胃之间"是哪儿？其实就是现在我们说的十二指肠，因为胃的下端出口——幽门连接的叫十二指肠，十二指肠在中医的理论里归于小肠，现在西方医学也承认，十二指肠出现溃疡、穿孔，都是高度精神压力导致的）。

淳于意告诉他："后五日当臃肿，后八日呕脓死。"这就是黄帝、扁鹊一派诊断生死的本事和功夫。

这个医案听起来很吓人，病人找医生看个头疼，结果医生告诉病人，他的病跟头没关系，而是里面长了阴疮，还告诉病人："五天以后就要臃肿，八天以后就会吐脓死。"这也太惊人了。

（2）喝醉后强行性交的后果

淳于意后面的话更有意思，连病因都告诉病人了——"成

之病得之饮酒且内"。

这就是《黄帝内经·素问·上古天真论》里说的"以酒为浆，以妄为常，醉以入房"。

这个病是怎么得的呢？人喝醉以后强行性交，会有什么后果呢？

第一，乱性。很多时候酒就像春药一样，本来喝酒前没什么想法，但喝酒以后欲望就会被撩拨起来。

第二，酒会促进勃起，而且相对来说比较持久。

第三，人大醉以后，往往不知节制，甚至不知道跟谁，也不知道几次，就这么放肆地透支阴血，结果是"成即如期死"。

这就是一个活生生的病例。

> 很多时候酒就像春药一样，本来喝酒前没什么想法，但喝酒以后欲望就会被撩拨起来。

3. 头痛不能治头，脚痛不能治脚

所以知成之病者，臣意切其脉，得肝气。肝气浊而静，此内关之病也。脉法曰"脉长而弦，不得代四时者，其病主在于肝。和即经主病也，代则络脉有过"。经主病和者，其病得之筋髓里。其代绝而脉贲者，病得之酒且内。所以知其后五日而臃肿，八日呕脓死者，切其脉时，少阳初代。代者经病，病去过人，人则去。络脉主病，当其时，少阳初关一分，故中热而脓未发也，及五分，则至少阳之界，及八日，则呕脓死，故上二分而脓发，至界而臃肿，尽泄而死。热上则熏阳明，烂流络，流络动则脉结发，脉结发则烂解，故络交。热气已上行，至头而动，故头痛。"

接着，淳于意解释了他是怎么得出这个结论的。

他说："第一，我号他的脉，发现他的肝气浊而静，判断他得的病叫内关（在黄帝传承的学派里面，专门一种有特殊的病，叫内关）。内关的一个特点是外面看不出毛病，但就像烂橘子一样，金玉其外，败絮其中——里面都烂成一堆了。而且经典上告诉我他的脉象是什么，病因是什么——'病得知于酒且内'。我之所以判断他五天臃脓，是因为我号脉的时候，通过一种感觉，量出了一种经络之间的位置，几分决定几天，所以五天、八天都是我根据理论推断出来的。"而且解释了病人现在得头痛的原因——"热气已上行，至头而动，故头痛"。

> 内关的一个特点是外面看不出毛病，但就像烂橘子一样，金玉其外，败絮其中——里面都烂成一堆了。

这说明了一个很有意思的问题，我们中医总说"头痛不能治头，脚痛不能治脚"，这是一种很高明的哲理。

我们平时看到头痛的病，特别是前额痛，其中很多都跟胃有关系。还有一种巅顶痛，也跟肝、胃有关系，这就是中医辨证诊断的方法。

这是第一个病例，是一个成功地预测了生死、如期应验的病例。

4. 别以为小孩子的精神、思想、情感受损后不要紧

> 齐王中子诸婴儿小子病，召臣意诊切其脉，告曰："气鬲病。"

齐王有很多孩子，其中最小的孩子得了病，就召淳于意过来号脉。淳于意号完脉以后说："这是'气鬲病'。"

"鬲"就是阻断、隔绝的意思，人们有一块肌肉叫膈肌——把胸腔和腹腔分开的肌肉。

> 病使人烦懑，食不下，时呕沫。病得之心忧，数忔食饮。

气鬲病除了让人吃不下饭，还会让人不停地往外吐沫。病因

是什么？小孩子人小鬼大，忧心忡忡，最后不想吃东西。

臣意即为之作下气汤以饮之，一日气下，二日能食，三日即病愈。

于是淳于意"为之作下气汤以饮之"，没有扎针，没有刮痧，用的是方剂。结果，小孩子吃完一天气就顺了，第二天能吃饭了，第三天就痊愈了。

所以知小子之病者，诊其脉，心气也，浊躁而经也。此络阳病也。脉法曰："脉来数疾去难而不一者，病主在心。"周身热，脉盛者，为重阳。重阳者，逷心主。故烦懑食不下，则络脉有过，络脉有过，则血上出，血上出者死。此悲心所生也，病得之忧也。

淳于意怎么知道小病人得了什么病呢？是他规规矩矩地按照黄帝学派书上所讲的进行分析、对照，最后告诉齐王，您孩子"烦懑，食不下"的原因是"悲心所生也，病得之忧也"。

有一个类似的病例。大概在2011年，一位著名的歌星在微博上求助，说他四岁的女儿好几天不吃不喝，而且讨厌吃喝，然后到医院检查，查不出问题，医院要给孩子做胃镜。父亲一看那么小的女儿要被塞管子检查，感觉特别痛苦，就在网上求助。后来经我们共同的朋友推荐他找到我。就诊时我一摸孩子的肚子，就跟孩子的妈妈说："孩子受惊吓了，而且在巨阙穴和上脘穴有一个结。"

当时我也没扎针，通过点穴就把这个结散开了。

孩子点完穴后，一下床就要喝水，把这个歌星惊呆了，然后我配了点儿药给孩子吃，很便宜的药。回去以后，孩子就能吃饭了。

> 小孩子人小鬼大，忧心忡忡，最后不想吃东西。

> 淳于意怎么知道小病人得了什么病呢？是他规规矩矩地按照黄帝学派书上所讲的进行分析、对照。

经询问，原来孩子是因为之前游泳的时候呛了一口水，受到了惊吓，所以得了这个病。后来为了巩固，孩子又就诊了一次，我用了点儿龙骨、牡蛎煮水，让家长焖米饭后给孩子喝，就把后遗症消除了。

这个故事跟淳于意经历的病例非常像，别以为小孩子没有精神、思想、情感，他们也有。

> 别以为小孩子没有精神、思想、情感，他们也有。

5. 人怕就怕手脚冰凉

> 齐郎中令循病，众医皆以为蹶入中，而刺之。臣意诊之，曰："涌疝也，令人不得前后溲。"

现在，很多网上版本的叫"齐郎中令循病，众医皆以为蹙入中"中的"蹙"是错的，其实应该是"厥阴"的"厥"，"四肢厥冷"的"厥"。

"厥入中"是什么意思呢？

我常说，人就怕手脚冰凉。如果冰凉过手腕、脚腕再过肘部、膝盖，再过就出危险了。

所以"厥入中"就是寒气往内脏走了，其他医生都是"而刺之"。结果淳于意号脉后说："涌疝也，令人不得前后溲。"疝就是小肠，从腹壁薄弱的地方出来，一般男性在阴囊，因为男性出生前阴囊是在腹腔里的，出生以后两个睾丸才慢慢地

> 人就怕手脚冰凉。如果冰凉过手腕、脚腕再过肘部、膝盖，再过就出危险了。

下降到阴囊里。所以如果肌肉闭合不好，稍微一憋气用力，小肠就容易出来卡在腹肌之间，这叫疝。

遁曰："不得前后溲三日矣。"

这句话的意思是他已经三天没有大小便了。我们看，淳于意通过摸脉，就把病人的病因和症状说出来了。

臣意饮以火齐汤，一饮得前溲，再饮大溲，三饮而疾愈。

火齐汤是一个方剂，现在流传下来的扁鹊、伊尹的方剂里面，有木、火、土、金、水各个剂型，有通气、阴旦、阳旦、青龙、白虎、朱雀、玄武汤……这些都是古方。病人喝了火齐汤以后，"一饮得前溲，再饮大溲，三饮而疾愈"——吃了第一服药小便通了，吃第二服药大便通了，吃第三服药就痊愈了。事不过三。

病得之内。

这个病是怎么得的？"病得之内"——性交过度。

所以知遁病者，切其脉时，右口气急，脉无五藏气，右口脉大而数。数者，中下热而涌，左为下，右为上，皆无五藏应，故曰涌疝。中热，故溺赤也。

淳于意接着分析，因为他摸了病人的脉，又按照黄帝的理论分析，所以才敢这么诊断，说病人体内有热，所以小便是红的，有肉眼可见的血尿。

> 如果肌肉闭合不好，稍微一憋气用力，小肠就容易出来卡在腹肌之间，这叫疝。

> 淳于意通过摸脉，就把病人的病因和症状说出来了。

> 这个病是怎么得的？性交过度。

6. 水湿、寒湿，尤其伤肾

齐中御府长信病，臣意入诊其脉，告曰："热病气也。然暑汗，脉少衰，不死。"

这个病人叫信，淳于意给他号完脉说："外感了热气的人，因为中暑又出汗，所以气血弱了一点儿，但是不至于到死的程度。"

曰："此病得之当浴流水而寒甚，已则热。"信曰："唯，然！"

这个病是怎么得的呢？受了凉水的刺激，然后寒气入里，身体又发烧。结果信说："唯，然！"这是汉朝人说话诺诺连声，是 Yes 的意思。

往冬时，为王使于楚，至莒县阳周水，而莒桥梁颇坏，信则揽车辕未欲渡也，马惊，即堕信身入水中，几死，吏即来救信，出之水中，衣尽濡。

病人说："往冬时，我到南楚去出差，到莒县阳周水的时候，桥坏了——'而莒桥梁颇坏'（"颇坏"就是坏得不像样子了），结果马受到刺激惊了，就往前蹿——'信则揽车辕未欲渡也'（"揽车辕"就是赶紧拉驾辕的马的意思），结果连车带马全掉到水里了——'即堕'，我掉入水中差点儿被淹死——'信身入水中，几死'，然后跟班、随从赶紧过来把我救上岸，衣服都湿透了——'吏即来救信，出之水中，衣尽濡'。"

有间而身寒，已热如火，至今不可以见寒。

过了一会儿我就开始发烧（这是人受寒后的一种自我保护反应）。到现在还留下个毛病——身上不能碰凉水。

臣意即为之液汤火齐逐热，一饮汗尽，再饮热去，三饮病已。即使服药，出入二十日，身无病者。

结果淳于意给病人熬了中药，病人"一饮汗尽"——他身上原来还有汗，吃完药以后汗就收了，"再饮热去"——发烧的症状也消失了，"三饮病已"——第三次喝的时候病就消失了。这还没算完，淳于意继续让病人吃药调理，一共二十多天，最后身体完全好了——"即使服药，出入二十日，身无病者。"

所以知信之病者，切其脉时，并阴。脉法曰"热病阴阳交者死"。切之不交，并阴。并阴者，脉顺清而愈，其热虽未尽，犹活也。肾气有时间浊，在太阴脉口而希，是水气也。肾固主水，故以此知之。失治一时，即转为寒热。

接着又是一套脉法的理论，然后说病人当时是伤了肾，又没有彻底治好，所以现在就变成了发烧、恶寒等症状。

> 发烧是人受寒后的一种自我保护反应。

> 病人当时是伤了肾，又没有彻底治好，所以现在就变成了发烧、恶寒等症状。

7. 人不能受风，出汗以后也不能冲凉水

> 齐王太后病，召臣意入诊脉，曰："风瘅客脬，难于大小溲，溺赤。"

齐王太后病了，召淳于意来号脉，他号完脉后说："太后外面受了风，内在又有消耗，伤了膀胱，所以会出现血尿，小便会发红。"（脬就是水脬，有个歇后语叫"狗咬水脬——空欢喜"，脬就是膀胱。）

> 臣意饮以火齐汤，一饮即前后溲，再饮病已，溺如故。（这里的饮是四声，做动词。）

于是我给太后喝了火齐汤，她喝了一次，大小便正常了。再喝，病就好了，小便恢复了正常的颜色。

> 病得之流汗出濡。濡者，去衣而汗晞也。

这个病是怎么得的呢？身上出了汗，为了图痛快，就把衣服一脱，等着汗晾干，这就是得病的原因。

中医特别讲究养生防病。第一，不能受风；第二，出汗以后不能溅水。很多人出完汗感觉身上很黏，就去冲澡。其实，这种情况哪怕你冲温水澡也会伤肾，更别说冲冷水澡了。我治的病人里有很多人因为冲冷水澡，把自己身体搞坏了，还有的人弄了一身皮肤病，比如牛皮癣。

所以知齐王太后病者，臣意诊其脉，切其太阴之口，湿然风气也。脉法曰"沈之而大坚，浮之而大紧者，病主在肾"。肾切之而相反也，脉大而躁。大者，膀胱气也；躁者，中有热而溺赤。

淳于意号太后的寸口桡动脉，觉得身体里有湿气加风气。

之后又引用了黄帝学派经书上的话——"**病在膀胱，而且尿赤，尿中有热。**"表明自己不是瞎蒙瞎猜说的这些话，而是都有老师传给自己的黄帝书的理论根据。

> "病在膀胱，而且尿赤，尿中有热。"

8. 有些大夫，不仅治不好你的病，还会给你添新病

齐章武里曹山跗（脚背，足上）病，臣意诊其脉，曰："肺消瘅也，加以寒热。"

"消瘅"是一种特殊的病，一般是一种慢性虚损的消耗性疾病，就是说，病人本来有基础病，又得了外感。

即告其人曰："死，不治。适其共养，此不当医治。"

淳于意对病人说："您的这个病我没法治。您想吃什么就吃什么，想见谁就见谁。"

这就是医生的良知。

> "消瘅"是一种特殊的病，一般是一种慢性虚损的消耗性疾病。

法曰"后三日而当狂,妄起行,欲走;后五日死"。即如期死。

而且淳于意说:"病人也就再活三五天了,而且三天后,他的精神会出现异常,变得狂躁,会从床上蹦起来跑。后来发生的事果然跟我说的一模一样。"

(1)大怒的情况下性交,跟酒后性交的后果一样严重

山跗病得之盛怒而以接内。

> 在大怒的情况下性交,跟酒后乱性的后果完全一样,都会鼓动肝气。

淳于意还说:"在大怒的情况下性交,跟酒后乱性的后果完全一样,都会鼓动肝气(做爱和强暴用的都是同一套器官,但含义不一样,一个是充满爱意的,一个是充满仇恨的)。

所以知山跗之病者,臣意切其脉,肺气热也。

淳于意是怎么知道的呢?也是通过号脉,号完脉以后他说:"肺气热也。"

脉法曰"不平不鼓,形弊"。此五藏高之远数以经病也,故切之时不平而代。不平者,血不居其处;代者,时参击并至,乍躁乍大也。此两络脉绝,故死不治。所以加寒热者,言其人尸夺。尸夺者,形弊;形弊者,不当关灸、镵石及饮毒药也。

> 病人的形体出现了衰败之态,最好不要让医生强烈干预了,别给病人恶性刺激了。

接下来讲了脉诊的理论,并且说病人的形体出现了衰败之态,最好不要让医生强烈干预了,别给病人恶性刺激了——"不当关灸、镵石及饮毒药也"。

臣意未注诊时，齐太医先诊山跗病，灸其足少阳脉口，而饮之半夏丸，病者即泄注，腹中虚；又灸其少阴脉，是坏肝刚绝深，如是重损病者气，以故加寒热。所以后三日而当狂者，肝一络连属结绝乳下阳明，故络绝，开阳明脉，阳明脉伤，即当狂走。后五日死者，肝与心相去五分，故曰五日尽，尽即死矣。

结果"臣意未注诊时，齐太医先诊山跗病"，而且给病人灸其足少阳脉口，还吃了半夏丸，这样等于是病上加病，雪上加霜，火上浇油（半夏本身是毒药，如果病人没有寒痰、凉血，吃半夏就会伤身体，有的人直接吃半夏以后，喉头会出现水肿）。

这个太医还没完，又给病人灸其少阴脉，最后把病人的肝也伤了。这样反复地损伤病人的生气，最后病人就出现了寒热，以致三天后发狂，五天就死掉。这就涉及医源性疾病，本来病人只有一分病，被医生治出了五六分病。所以我妈从小就跟我说一句话："眼不治不瞎，腿不治不瘸。"碰上不好的大夫，不仅治不好你的病，还会给你增加新病。

> 半夏本身是毒药，如果病人没有寒痰、凉血，吃半夏就会伤身体，有的人直接吃半夏以后，喉头会出现水肿。

> "眼不治不瞎，腿不治不瘸。"碰上不好的大夫，不仅治不好你的病，还会给你增加新病。

9. 喝完酒后性交，对身体损害非常大

齐中尉潘满如病少腹痛，臣意诊其脉，曰："遗积瘕也。"

积和瘕（jiǎ），我在《字里藏医》里专门介绍过，一个叫癥瘕，一个叫积聚——癥比瘕厉害，积比聚厉害。一个是气的聚，一个是物质的聚。

> 癥比瘕厉害，积比聚厉害。一个是气的聚，一个是物质的聚。

臣意即谓齐太仆臣饶、内史臣繇曰："中尉不复自止于内，则三十日死。"

意思是病人的小肚子已经出现了瘀血和气结，如果还不终止房事，歇一阵儿调养，过三十天就会死掉。

后二十余日，溲血死。

后来，过了二十余天，病人就尿血死了。

我们看《金瓶梅》里的西门庆，也是三十多岁"不复自止于内"，还不停地去做，最后潘金莲嫌他不来劲，给他超量服用壮阳药，最后阴囊肿大，尿血而死。

> 病人的小肚子已经出现了瘀血和气结，如果还不终止房事，歇一阵儿调养，过三十天就会死掉。

病得之酒且内。所以知潘满如病者，臣意切其脉深小弱，其卒然合合也，是脾气也。

病因又是喝完酒以后过度性交。所以，淳于意还是通过号脉得出了这样的诊断结果的。

10. 不管多大的病，
   只要能吃五谷就有救

阳虚侯相赵章病，召臣意。众医皆以为寒中。

阳虚侯相赵章生病了，众医都认为是寒气入里了。

臣意诊其脉，曰迵风。

"迵风"是一个特殊的病名，跟我前面讲的"内关"有点儿像。

迵风者，饮食下嗌而辄出不留。

"辄出不留"有两种渠道，一种是吃了就拉，我们叫直肠子；还有一种是吃完就吐——这里的意思偏向于吃完就拉。

法曰"五日死"。而后十日乃死。

按淳于意的水平，说病人五天就要死了，一般都比较准，结果病人活了十天才死。

病得之酒。

死因就是病人喝酒伤了自己的脾胃。

所以知赵章之病者，臣意切其脉，脉来滑，是内风气也。饮食下嗌而辄出不留者，法五日死，皆为前分界法。后十日乃死，所以过期者，其人嗜粥，故中藏实，中藏实，故过期。师言曰"安谷者过期，不安谷者不及期"。

  淳于意号脉后这么说。为什么病人没有按照淳于意预期的五天内死呢？结果发现这个病人"嗜粥"——好吃粥，所以吃粥的病人"中藏实，故过期"，这个时候他身体的脏器得到了滋养，所以多活了几天。

  这个病例告诉我们什么呢？不管多大的病，人只要能吃五谷养自己的后天之气，就对疾病的治疗有好处。哪怕得了该死的病，也能多活几天，何况有些人得的是不该死的病。

  所以，我们说糜粥自养，得病以后就怕吃自认为营养高、有大补作用的药物和食物，一定要"糜粥自养"。

  什么叫糜粥自养？其实就是养胃气。个人认为，这种情况还和养肠道菌群有关。吃了就拉的这种人，肠道菌群都被破坏掉了。

11. 即使天再热，也不能贪凉

济北王病，召臣意诊其脉，曰："风蹶胸满。"即为药酒，尽三石，病已。

淳于意号完济北王的脉说："风蹶胸满。""即为药酒"，药酒我说过，有些药溶于水，有些药（特别是动物蛋白药）不溶于水，需要加醪糟汁，用酒精扩散药效。"尽三石，病已。"喝了不少，病好了。

"风蹶胸满"是怎么得的呢？淳于意说："得之汗出伏地。"——人出完汗以后图凉快，躺在地上。

现在很多人，天热时会在地上泼水、铺上凉席，躺在上面就图痛快，上面还吹着空调。很多人得了很奇怪的免疫系统疾病，就是这个原因造成的。

所以知济北王病者，臣意切其脉时，风气也，心脉浊。病法"过入其阳，阳气尽而阴气入"。阴气入张，则寒气上而热气下，故胸满。汗出伏地者，切其脉，气阴。阴气者，病必入中，出及溅水也。

淳于意诊断的依据后面也说了，就是号脉——"切其脉，气阴。阴气者，病必入中"。所以湿气（寒湿之气）侵入体内，最后就得了这个病。

我在临床中也碰到过很多这样的人。

> 有些药溶于水，有些药不溶于水，需要加醪糟汁，用酒精扩散药效。

> 现在很多人，天热时会在地上泼水、铺上凉席，躺在上面就图痛快，上面还吹着空调。很多人得了很奇怪的免疫系统疾病，就是这个原因造成的。

12. 女性被迫性交以后，小腹里会有一口恶气

齐北宫司空命妇出于病，众医皆以为风入中，病主在肺，刺其足少阳脉。臣意诊其脉，曰："病气疝，客于膀胱，难于前后溲，而溺赤。病见寒气则遗溺，使人腹肿。"

"足少阳脉"就是胆经。

有一朝廷命妇生病了，结果淳于意号完脉说："很多中年妇女有一个难以启齿的症状，就是稍微蹦一下，或者咳嗽一下就会遗尿，这跟膀胱虚、肾虚有关，再一个跟气疝有关。"

> 很多中年妇女有一个难以启齿的症状，就是稍微蹦一下，或者咳嗽一下就会遗尿，这跟膀胱虚、肾虚有关，再一个跟气疝有关。

出于病得之欲溺不得，因以接内。所以知出于病者，切其脉大而实，其来难，是蹶阴之动也。脉来难者，疝气之客于膀胱也。腹之所以肿者，言蹶阴之络结小腹也。蹶阴有过则脉结动，动则腹肿。臣意即灸其足蹶阴之脉，左右各一所，即不遗溺而溲清，小腹痛止。

这个病是怎么得的？其实就是她憋了泡尿又被迫性交后，小腹里有一口恶气（男性都是强暴主动，女性都是被迫接纳，所以在中医养生的房中术里多次提到，什么状态下可以性交，什么状态下不可以性交，不可以性交的状态下性交会得什么病，等等）。

> 在中医养生的房中术里多次提到，什么状态下可以性交，什么状态下不可以性交，不可以性交的状态下性交会得什么病，等等。

因为病人得的是妇科病，而且病因又是这样，所以一般病人不说，医生很难知道，但是淳于意掌握了这种脉法就能推测出来。

即更为火齐汤以饮之，三日而疝气散，即愈。

最后的结果是服用火齐汤后，第三天就好了。

13. 女性喝酒会导致手脚发热

这又是一例妇科病。

故济北王阿母自言足热而懑，臣意告曰："热蹶也。"

这就是手脚发热的问题，有些人手脚冰凉，有些人手脚发烫，小孩子食积以后手脚烫，就愿意把手放在枕头底下，因为那里凉快。

> 有些人手脚冰凉，有些人手脚发烫，小孩子食积以后手脚烫，就愿意把手放在枕头底下，因为那里凉快。

则刺其足心各三所。

用针刺"足心"——足少阴肾经的井穴——涌泉穴。

案之无出血。

刺完了以后，没有让病人出血——"泄其气，而不泄其血；调气卫，而不伤其营"。最后病马上就好了——"病旋已"（"旋"就是病人转过身病就好了）。

病得之饮酒大醉。

这个病是怎么得的？喝酒，喝到大醉以后伤了自己的肾气，就出现了这个问题。

> 喝到大醉以后伤了自己的肾气，就出现了这个问题。

14. 过劳之后出大汗，即使外表看起来很健康，也要小心暴亡

济北王召臣意诊脉诸女子侍者。

济北王召淳于意给侍候自己的丫鬟或者歌伎等地位比较低的女孩子看病。

至女子竖，竖无病。

其中有个女子叫竖，但竖没说自己有什么痛苦。

臣意告永巷长曰："竖伤脾，不可劳，法当春呕血死。"

结果淳于意号完脉以后，就告诉永巷长（可能是管理这帮女子的一个头儿）："她已经伤了五脏里面最重要的脾，不能做更多的活儿、更久的活儿，不能熬夜。按照她现在的脉象推断，她明年春天会呕血而死。"

臣意言王曰："才人女子竖何能？"王曰："是好为方，多伎能，为所是案法新，往年市之民所，四百七十万，曹偶四人。"

而且淳于意还问济北王："此女子有什么特殊技能吗？"

济北王回答："她也就是喜欢道家或者中医的这些东西，琴棋书画、吹拉弹唱都行。她就是去年在交易市场，我花了四百七十万买的四个人中之一。"

王曰："得毋有病乎？"臣意对曰："竖病重，在死法中。"王召视之，其颜色不变，以为不然。

济北王问淳于意说："你干吗要问她呢？她有病吗？"

淳于意回答："经过我的检查，发现她活不了多久。"

结果，济北王特意把竖叫过来看了看，认为她没事啊。

不卖诸侯所。

意思是济北王您要是信淳于意的话，那就趁着竖还没事的时候把她转卖了，这样损失小一点儿。

至春，竖奉剑从王之厕，王去，竖后，王令人召之，即仆于厕，呕血死。

结果到第二年春天，"竖奉剑从王之厕"——以前的人都佩剑，到厕所之前先把佩剑解下来，跟班捧着这把剑，跟着去上厕所。王去拉屎撒尿的时候，竖在后面。王解完手了，派人叫竖的时候，结果发现她"仆于侧，呕血死"——一头栽倒在厕所里面，就像淳于意说的那样，大口吐血死掉了。

病得之流汗。流汗者，法病内重，毛发而色泽，脉不衰，此亦内关之病也。

这个病是怎么得的呢？淳于意是这么说的："这个病是过劳出汗，最后造成了这么一个结果。"

我个人认为，这个女子还是有点儿基础病的，加上出汗的外因，落下这么一个病根。这就是"内关之病"——外表上看起来什么也不变，头发颜色还挺好的，但其实体内已经有病灶了。

这个病是怎么得的呢？淳于意是这么说的："这个病是过劳出汗，最后造成了这么一个结果。"

"内关之病"——外表上看起来什么也不变，头发颜色还挺好的，但其实体内已经有病灶了。

15. 吃过东西不爱漱口，牙齿很快就要坏

齐中大夫病龋齿。

有一位姓齐的大夫患了龋齿。"龋齿"就是现在我们说的虫牙，虫牙是因为牙齿被细菌感染，而不是里面真的长虫子了。但是牙齿被细菌感染不能光针对病因，你想一下，为什么口腔给细菌生长提供了一种环境？其实，我们没必要杀菌，菌是无处不在的，是杀不死、杀不完的，所以我们要改变自己的口腔环境。

臣意灸其左大阳明脉，即为苦参汤。

结果淳于意"灸其左大阳明脉"（"左大阳明脉"就是手阳明大肠经），而且给他配了苦参汤（苦参是我知道的最苦的一味药，人们都说："黄连苦，苦不过龙胆草；龙胆草苦，苦不过苦参。"其实最苦的应该是鱼胆，但是鱼胆有毒，千万别吃）。

日嗽三升，出入五六日，病已。

"嗽"就是漱口，漱口这件事一定要坚持做，要养成习惯——只要吃过东西就要漱口，不要让食物残渣留在口腔里腐烂、发酵，把牙齿腐蚀。结果五六天后，他的病完全好了。

得之风，及卧开口，食而不嗽。

这个病就是口腔不清洁、有细菌感染造成的。最大的原因是吃完饭以后不漱口。

16. 体内的恶都排完了，
人才会真正觉得舒服

菑川王美人怀子而不乳，来召臣意。

"不乳"不是不喂奶的意思，在古代，"乳"是生孩子的意思。这句话的意思是菑川王美人怀孕了，到了生产期却难产，于是召来淳于意。

臣意往，饮以莨菪药一撮，以酒饮之，旋乳。

淳于意开了一撮莨菪药，要求用青酒或者黄酒喂下。菑川王美人喝下以后，不久孩子就出生了。

臣意复诊其脉，而脉躁。

王美人生完孩子后，淳于意复诊发现她的脉跳得快（中医临床上经常碰到这种情况，通过脉象变化来推测病人体内的病邪走没走，净没净。其实跟人喝多了吐一样，吐是一个自我保护的过程，只要胃里的东西没吐干净，躺在那儿就头晕，就感到旋转，吐得干干净净的，你就感觉舒服了。什么时候脉象变得平和了、平复了，心率下来了、齐了，问题就解决了）。

躁者有余病。

菑川王美人之所以脉躁，按淳于意学派的理论推测，就是病邪还没彻底清除。

即饮以消石一齐，出血，血如豆比五六枚。

这里的消石不是芒硝，是火硝，是一种矿物药。

结果病人吃完以后，排出了五六枚跟豆子一样大小的血疙瘩，这就等于把恶血排净了，病就好了。

> 病人吃完以后，排出了五六枚跟豆子一样大小的血疙瘩，这就等于把恶血排净了，病就好了。

17. 出了汗，做了艾灸后，千万不能吹风

齐丞相舍人奴从朝入宫，臣意见之食闺门外，望其色有病气。臣意即告宦者平。

丞相家有一个舍人，跟着丞相一起上朝，有一次在朝门外吃东西，淳于意看了一眼，就告知他们一个叫平的头目："他有病气。"

平好为脉，学臣意所，臣意即示之舍人奴病，告之曰："此伤脾气也，当至春鬲塞不通，不能食饮，法至夏泄血死。"宦者平即注告相曰："君之舍人奴有病，病重，死期有日。"相君曰："卿何以知之？"曰："君朝时入宫，君之舍人奴尽食闺门外，平与仓公立，即示平曰，病如是者死。"

小头目平喜欢学脉法，淳于意就告诉他："此伤脾气也，

> 丞相家有一个舍人，跟着丞相一起上朝，有一次在朝门外吃东西，淳于意看了一眼，就告知他们一个叫平的头目："他有病气。"

当至春鬲塞不通，不能食饮，法至夏泄血死。"平马上赶去告诉丞相舍人病情的严重性——"宦者平即注告相曰：'君之舍人奴有病，病重，死期有日。'"丞相问平："你是怎么得知的？"平回答："您上朝时，我正好跟仓公淳于意在门外站在一排，仓公看了舍人一眼，告诉我病人的预后不好。"

相即召舍人而谓之曰："公奴有病不？"舍人曰："奴无病，身无痛者。"至春果病，至四月，泄血死。

结果病人就这么死了。

所以至春死病者，胃气黄，黄者土气也，土不胜木，故至春死。所以至夏死者，脉法曰："病重而脉顺清者曰内关。"内关之病，人不知其所痛，心急然无苦。若加以一病，死中春；一愈顺，及一时。其所以四月死者，诊其人时愈顺。愈顺者，人尚肥也。

这段说的都是理论，是关于脉法的判断。

奴之病得之流汗数出，灸于火而以出见大风也。

意思是这个人发病的原因就是出了汗，做了艾灸，或者烤了火以后受了风，病就是这么得的。

> 这个人发病的原因就是出了汗，做了艾灸，或者烤了火以后受了风，病就是这么得的。

18. 顶着湿头发睡觉，很伤身体

> 菑川王病，召臣意诊脉，曰："蹶上为重，头痛身热，使人烦懑"。臣意即以寒水拊其头，刺足阳明脉，左右各三所，病旋已。

"足阳明脉"是胃经，脉有足背动脉、颈动脉，等等。"左右各三所"，最后病就好了。

> 病得之沐发未乾而卧。

这个病是怎么得的呢？洗完头没等干就躺下休息了。

古人把"沐"和"浴"分得很清楚，"沐"是洗头，"浴"是洗澡。古人养生都讲究蓄发，而且多梳少洗，但是洗完头以后一定要把头发弄干。古人没有吹风机，就用几条干毛巾把头发搓干。最怕的就是顶着湿头发睡觉，最伤身体。

还有，现在很多女性来月经的时候觉得脏的不行，就去洗澡、洗头，洗完后又不吹干头发，就这样月经"回去"了，最后导致身体落下病根。

> 诊如前，所以蹶，头热至肩。

淳于意说病人的症状，就是这么来的。

古人把"沐"和"浴"分得很清楚，"沐"是洗头，"浴"是洗澡。

最怕的就是顶着湿头发睡觉，最伤身体。

19. 腰背疼的人，切忌强搬重物

齐王黄姬兄黄长卿家有酒召客，召臣意。

有黄姓人家请我做客，我就去了。

诸客坐，未上食。臣意望见王后弟宋建，告曰："君有病，往四五日，君要胁痛不可俯仰，又不得小溲。不亟治，病即入濡肾。"

菜还没上来的时候，淳于意望见王后的弟弟宋建，看了一眼，就告诉他："大概往前推四五天，你肯定腰疼得都不能弯，小便也不痛快，如果不赶紧治的话，就会伤害肾脏。"

及其未舍五藏，急治之。病方今客肾濡，此所谓"肾痹"也。宋建曰："然。建故有要脊痛。往四五日，天雨，黄氏诸倩见建家京下方石，即弄之，建亦欲效之，效之不能起，即复置之。暮，要脊痛，不得溺，至今不愈。"

淳于意说："你现在这种情况要赶紧治，刚刚伤及肾。"宋建说："你说得太对了，我以前就有腰背疼的毛病，四五天前下雨，黄氏诸倩看我家有一块石头，就上去搬弄。我也想跟他们一块搬石头，结果搬不起来。

"搬不起来就放下，就这么一搬一放之间，到天黑的时候，腰脊痛，想尿尿，尿不出来，到现在都没好。"

> 腰疼得都不能弯，小便也不痛快，如果不赶紧治的话，就会伤害肾脏。

建病得之好持重。所以知建病者，臣意见其色，太阳色乾，肾部上及界要以下者枯四分所，故以注四五日知其发也。

淳于意没有号脉，只是看了一眼宋建，就说出这么多事来——宋建本身腰就不行，还喜欢搬重东西。所以，淳于意完全是通过望色知道宋建有病的。

> 淳于意完全是通过望色知道宋建有病的。

臣意即为柔汤使服之，十八日所而病愈。

最后给宋建开了柔肾汤，十八天就恢复了——柔汤就是柔肾。肾主固，主坚，容易不柔，所以叫柔肾汤。

> 肾主固，主坚，容易不柔，所以叫柔肾汤。

20. 性格过于刚烈，其实伤的是自己

济北王侍者韩女病要背痛，寒热，众医皆以为寒热也。臣意诊脉，曰："内寒，月事不下也。"即窜以药，旋下，病已。

"寒热"就是外感。淳于意诊脉后说："病人的内脏受了寒，而且闭经了。"于是淳于意给病人开了药，病人服后月经来了，连腰背痛、寒热的病也一起好了。

病得之欲男子而不可得也。

这个病是怎么得的呢？就是女子到了一定年龄，有了思春、怀春的欲望，欲火焚身，但是得不到满足。

> 这个病是怎么得的呢？就是女子到了一定年龄，有了思春、怀春的欲望，欲火焚身，但是得不到满足。

所以知韩女之病者，诊其脉时，切之，肾脉也，啬而不属。啬而不属者，其来难，坚，故曰月不下。肝脉弦，出左口，故曰欲男子不可得也。

淳于意是怎么知道韩女的病呢？这又是隐疾——妇科的事。但他也是号完脉以后，发现韩女"肝脉弦，出左口，故曰欲男子不可得也"。

我在临床上也摸到过这种脉，一般摸到这种脉，我就知道这种女子性格比较刚烈，不柔和。我曾经治疗过一个快四十岁的女性，就号出了这种脉，我问她怎么回事，她说自己二十多岁时谈了一个对象后来谈崩了，由于她性格刚烈，从此以后一直耿耿于怀，把自己伤得很厉害。

> 她性格刚烈，耿耿于怀，把自己伤得很厉害。

21. 寒湿不会化成虫子，只是会给寄生虫提供生长条件

临菑氾里女子薄吾病甚，众医皆以为寒热笃。

"笃"就是持续、持久的意思，笃定就是固定、专一的意思。

当死，不治。臣意诊其脉，曰：蛲瘕。

淳于意诊脉后，发现病人得的是虫子聚在体内某处形成的病（有一种小线头一样的虫子叫蛲虫）。

蛲瘕为病，腹大，上肤黄粗，循之戚戚然。

> 得虫子病的人有一个特点——皮肤很粗糙，肤色又黄，摸上去是涩的，不清不楚的那种感觉。

得虫子病的人有一个特点——皮肤很粗糙,肤色又黄,摸上去是涩的,不清不楚的那种感觉。

臣意饮以芫花一撮,即出蛲可数升。

甘遂、大戟、芫花是毒药,是著名的泻药,人吃完以后会像排水一样地泻。这种药跟大黄还不一样,大黄比起甘遂、大戟、芫花还算比较温和。结果"出蛲可数升"。

病已,三十日如故。

最后调养了三十天才恢复正常。

病蛲得之于寒湿,寒湿气宛笃不发,化为虫。

这就是把因和缘搞错了,寒湿是给这种寄生虫提供了一个生长条件,寒湿并不是化成了虫子。一个是病人接触了虫卵,再一个是病人身体里的寒湿给这种虫子提供了生长发育的"土壤"。

臣意所以知薄吾病者,切其脉,循其尺,其尺索刺粗。

再普及一下,中医除了号脉,还有一个重要的诊断方法叫尺肤诊。就是我摸你手腕上的脉时,顺手摸一下你的胳膊——尺骨上的皮肤,通过皮肤的感觉——粗糙、细腻、滑柔、冷热等来诊断疾病,这是诊断的技术。

而毛美奉发,是虫气也。

得虫子病有一个特点,皮肤粗糙。但头发倒长得挺好。

其色泽者,中藏无邪气及重病。

看她皮肤的色泽,还不是死证,病在六腑之中吧。

22. 吃完饭千万不能快跑

齐淳于司马病，臣意切其脉，告曰："当病迵风。迵风之状，饮食下嗌辄后之。"

这种症状就是我在前面说过的吃完以后就拉的毛病。

病得之饱食而疾走。

怎么得的这个病呢？吃饱了以后就"疾走"，"走"就是跑，"疾走"就是比跑还快，相当于百米冲刺。

> "走"就是跑，"疾走"就是比跑还快，相当于百米冲刺。

淳于司马曰："我之王家食马肝，食饱甚，见酒来，即走去，驱疾至舍，即泄数十出。"臣意告曰："为火齐米汁饮之，七八日而当愈。"时医秦信在旁，臣意去，信谓左右阁都尉曰："意以淳于司马病为何？"曰："以为迵风，可治。"信即笑曰："是不知也。淳于司马病，法当后九日死。"

淳于司马说："我去王家吃马肝，吃得还挺饱，听说上酒了，我就冲过去抢酒。因为跑得太快，等回到家里以后，就拉了十几次。"

边上有个拆台的——秦信说淳于意诊断错了，他的病活不过九天。

即后九日不死。

结果淳于司马过了九天没死，就觉得秦信说得不对，淳于意说得对。

其家复召臣意。臣意往问之，尽如意诊。臣即为一火齐米汁，使服之，七八日病已。

淳于意去了后发现自己的诊断还是没错，和以前一样，就为他按当初说的那样开了火齐米汁方，让他服下，七八天后就好了。

所以知之者，诊其脉时，切之，尽如法。其病顺，故不死。

这也是淳于意通过号脉得来的结果。

> 这也是淳于意通过号脉得来的结果。

23. 吃五谷、好安静，都能让你多活两天

齐中郎破石病，臣意诊其脉，告曰："肺伤，不治，当后十日丁亥溲血死。"

淳于意给病人号完脉就告诉他："您的病我没法治，可能十天以后，您就会便血而死，因为伤了肺。"

即后十一日，溲血而死。破石之病，得之堕马僵石上。

> 淳于意给病人号完脉就告诉他："您的病我没法治，可能十天以后，您就会便血而死，因为伤了肺。"

他的病是外伤，是从马上掉下去，又掉在一块坚硬的石头上造成的。

所以知破石之病者，切其脉，得肺阴气，其来散，数道至而不一也。色又乘之。所以知其堕马者，切之得番阴脉。番阴脉入虚里，乘肺脉。肺脉散者，固色变也乘也。所以不中期死者，师言曰"病者安谷即过期，不安谷则不及期"。其人嗜黍，黍主肺，故过期。所以溲血者，诊脉法曰"病养喜阴处者顺死，养喜阳处者逆死"。

然后淳于意号他的脉，分析后得出了上述结论。

其人喜自静，不躁，又久安坐，伏几而寐，故血下泄。

伤了肺的病人为什么多活了一天呢？因为他平时喜欢静坐，睡觉也是趴在案几上睡，所以多活了一天。

> 伤了肺的病人为什么多活了一天呢？因为他平时喜欢静坐，睡觉也是趴在案几上睡，所以多活了一天。

24. 看一个医生有没有本事，
不要看他的病人有多少，
而是要看有多少医生找他看病

齐王侍医遂病，自练五石服之。

齐王的太医生病了，自己用五石之药来治疗。

臣意往过之，遂谓意曰："不肖有病，幸诊遂也。"

淳于意就过去看他的病（其实看一个医生有没有本事，不要看他的病人有多少，而是要看有多少医生找他看病，同行的评价最关键）。结果同行比较客气地说："我有病，您能不能给我看看？"

臣意即诊之，告曰："公病中热。论曰'中热不溲者，不可服五石'。石之为药精悍，公服之不得数溲，亟勿服。色将发臃"。

淳于意就说："你的病是内热，按理论，内热不能吃矿物药，如果吃了就会伤肾，小便尿不出来，而且看你现在的脸色，你会长一个大臃疮。"

遂曰："扁鹊曰'阴石以治阴病，阳石以治阳病'。夫药石者有阴阳水火之齐，故中热，即为阴石柔齐治之；中寒，即为阳石刚齐治之。"

一般来说，你在一张白纸上好画画，如果纸本身有底色，就很难画。所以有的人固执己见，很难接受别人的意见。比如这位太医就说："扁鹊说过，阴石以治阴病，阳石以治阳病。石也有阴阳水火之分，既然我是中热，那我吃阴石不就完了吗？"淳于意是怎么回答的——你的偏见比无知距离真理更远，你还不如无知呢。

> 扁鹊虽言若是，然必审诊，起度量，立规矩，称权衡。

扁鹊虽然是那么说，但到临床上一定要"必审诊，起度量，立规矩，称权衡"。而淳于意在回复黄帝诏书里面询问时，反复提到这四句话，这是黄帝学派最基本的东西。

> 合色脉表里有余不足顺逆之法，参其人动静与息相应，乃可以论。论曰"阳疾处内，阴形应外者，不加悍药及镵石"。

医生要考虑的东西很全面，哪儿有像你这么说的"阴石治阴病，阳石治阳病"。而且书上说了，像你这种情况，根本不能用矿物药。

> 悍药入中，则邪气辟矣，而宛气愈深。

矿物药的正作用强，副作用更强（说是副作用，其实也是它的正作用）。

诊法曰"二阴应外，一阳接内者，不可以刚药"。"刚药入则动阳，阴病益衰，阳病益箸，邪气流行，为重困于俞，忿发为疽。"

所以像这种"红棕烈马"般难以驾驭的药，我们一般不用——能用草木药，就不用动物药；能用动物药，就不用矿物

你的偏见比无知距离真理更远，你还不如无知呢。

矿物药的正作用强，副作用更强。

能用草木药，就不用动物药；能用动物药，就不用矿物药。

药。所以阴病也就是伤你的真阴,让你的虚火更厉害,最后长一个大臃疽。

意告之后百余日,果为疽发乳上,入缺盆,死。

淳于意这样说了以后百余天,病人长了一个有大毒根的疮（我讲过疽,疽的根是比较深的）,最后长在乳上,相当于阴疮的位置,最后"跑"到肩膀上,病人痛苦而亡。

此谓论之大体也,必有经纪。拙工有一不习,文理阴阳失矣。

这就说到了医生,医生一定要跟名师,钻研理论,谨慎地实践。否则,下场就是先治死外人,后治死家人,最后把自己弄死。

> 医生一定要跟名师,钻研理论,谨慎地实践。否则,下场就是先治死外人,后治死家人,最后把自己弄死。

25. 房事不节制，后果很严重

齐王故为阳虚侯时，病甚，众医皆以为蹶。

我在前文讲过"蹶"了，"蹶"就是手脚冰凉。

臣意诊脉，以为痹。

痹，是风、寒、湿三种因素杂之而成。

根在右胁下，大如覆杯。

"右胁下"对应的就是我们现在的解剖位置——肝。

令人喘，逆气不能食。

意思是憋得呼吸也受到了影响，而且不能吃饭。

臣意即以火齐粥且饮。

"且饮"就是不定期、不定时地能喝就喝点儿。

六日气下；即令更服丸药，出入六日，病已。

结果喝了六天以后，病人的气通了，最后呼吸也顺畅了，然后再让他服丸药，六天左右，病就好了。

病得之内。

这个病是咋得的？是由于性交不当，或者性交过度造成的。

诊之时不能识其经解，大识其病所在。

这就是那些庸医给病人看的，诊断完全错误——庸医认为病因是四肢厥冷，寒气入内。淳于意的诊断跟他们完全不一样，而且最后证明他的治疗方法是有效的。

> 那些庸医给病人看的，诊断完全错误——庸医认为病因是四肢厥冷，寒气入内。

26. 喝完酒以后燥热，千万不能扯开了衣服吹风

臣意尝诊安阳武都里成开方，开方自言以为不病，臣意谓之病苦沓风，三岁四支不能自用，使人瘖，瘖即死。今闻其四支不能用，瘖而未死也。

淳于意碰到一个人，这人说自己没病，淳于意说："你这个病叫沓风，三年以后，你的四肢就不听使唤了，而且喉咙也不能发声，到那会儿你就死了。"结果三年过后，病人的四肢确实不能用了，已经不能出声了，声音哑，但是还没死。

病得数饮酒以见大风气。

这个病是怎么得的？喝完酒以后燥热，然后扯开了衣服吹风。

> 这个病是怎么得的？喝完酒以后燥热，然后扯开了衣服吹风。

所以知成开方病者，诊之，其脉法、奇咳言

曰："藏气相反者死。"切之，得肾反肺，法曰"三岁死"也。

淳于意是怎么知道病人得了这个病呢？也是通过号脉，"其脉法、奇咳（我认为这里的"奇咳"应该是"奇恒"）言曰：'藏气相反者死。'"所以"得肾反肺，法曰'三岁死'也。"淳于意之所以这么说，完全是按照黄帝、扁鹊《脉书》上的话来判断的。

> 淳于意之所以这么说，完全是按照黄帝、扁鹊《脉书》上的话来判断的。

27. 吃饱后不宜性交

安陵阪里公乘项处病，臣意诊脉，曰牡疝。牡疝在鬲下，上连肺。病得之内。

牡疝相当于现在的食道裂孔疝，膈肌把腹腔和胸腔分开，但是中间留了几个管道，一个是食管，一个是主动脉，还有气管。如果胃的压力过大，会在食管和膈肌接触的地方鼓出一个包来，让人感到胸闷、憋气，甚至会有濒死感，这就是疝气。

臣意谓之："慎毋为劳力事，为劳力事则必呕血死。"

淳于意说："你做事不要发力过猛，或持久，或晚上干事，不然的话，你会吐血死掉。"

处后蹴鞠，要蹙寒，汗出多，即呕血。

> 如果胃的压力过大，会在食管和膈肌接触的地方鼓出一个包来，让人感到胸闷、憋气，甚至会有濒死感，这就是疝气。

我之前讲过蹴鞠，黄帝把蚩尤干掉以后，把他的胃填上东西当球踢……

臣意复诊之，曰："当旦日日夕死。"即死。

意思是病人活不过明天晚上，果然到第二天晚上病人就死掉了。

病得之内。所以知项处病者，切其脉得番阳。番阳入虚里，处旦日死。一番一络者，牡疝也。

> 这种病是怎么得的？是吃饱了以后性交导致的。

这种病是怎么得的？是吃饱了以后性交导致的。淳于意又是号脉号出来的。

第五十七章
淳于意为什么要记下医案

决生死的这些东西,不是淳于意凭记忆写出来的,而是他为了考核自己决生死的水平而有意识记录下来的。

经文：

臣意曰：他所诊期决死生及所治已病众多，久颇忘之，不能尽识，不敢以对。

问臣意："所诊治病，病名多同而诊异，或死或不死，何也？"对曰："病名多相类，不可知，故古圣人为之脉法，以起度量，立规矩，悬权衡，案绳墨，调阴阳，别人之脉各名之，与天地相应，参合于人，故乃别百病以异之，有数者能异之，无数者同之。然脉法不可胜验，诊疾人以度异之，乃可别同名，命病主在所居。今臣意所诊者，皆有诊籍。所以别之者，臣意所受师方适成，师死，以故表籍所诊，期决死生，观所失所得者合脉法，以故至今知之。"

臣意曰：他所诊期决死生及所治已病众多，久颇忘之，不能尽识，不敢以对。

淳于意总结了二十五个病例以后，向皇帝说："其他我记得不清楚的、不确切的病例，就不敢向您汇报了，就把这二十五个病例确确实实地跟您说了。"

问臣意："所诊治病，病名多同而诊异，或死或不死，何也？"

汉文帝又问淳于意："你是怎么处理这些事情的？"

对曰："病名多相类，不可知，故古圣人为之脉法，以起度量，立规矩，悬权衡，案绳墨，调阴阳，别人之脉各名之，与天地相应，参合于人，故乃别百病以异之，有数者能异之，无数者同之。然脉法不可胜验，诊疾人以度异之，乃可别同名，命病主在所居。今臣意所诊者，皆有诊籍。所以别之者，臣意所受师方适成，师死，以故表籍所诊，期决死生，观所失所得者合脉法，以故至今知之。"

淳于意说："如果你根据病人的症状起个什么综合征啊，那就千千万万，没完没了，怎么把复杂的东西简单化呢？'故古圣人为之脉法'——不管病人有什么病，我就观察他的脉象，把复杂的问题简单化。"

以起度量。

去摸病人的分寸，确定他的穴位，定位、定经、定性。

立规矩。

> "不管病人有什么病，我就观察他的脉象，把复杂的问题简单化。"

> 去摸病人的分寸，确定他的穴位，定位、定经、定性。

规是圆的，矩是方的。我们说："胆欲大而心欲小，治欲圆而行欲方。"这就叫规矩。

"悬权衡"。

"权衡"就是秤杆，秤杆虽小压千斤，你怎么用较小的剂量挑动大的疾病，就像阿基米德的"给我一个支点，我可以撬动地球"，这就叫权衡，最后让身体恢复平衡。称东西的时候，秤砣左右移动就是找平衡的过程。

案绳墨。

说的是木匠干活，以前有个墨斗，拿绳子蘸了墨，啪一弹，一条直线就出来了。

调阴阳。

调节体内阴阳的平衡。

别人之脉各名之。

人可能有几千几万种病，但脉象相对来说只有那么几类。根据脉象判断人的病，这样就简单了。

与天地相应。

人的脉象会根据四季、月亮的阴晴圆缺而变化。

参合于人。

脉象会根据人的病情、情绪、邪气的顺逆轻重而变化。

故乃别百病以异之，有数者能异之，无数者同之。

不管你有几千几万种病，我通过脉象这个法门就能把它规范化、类别化、简单化。

然脉法不可胜验，诊疾人以度异之，乃可别同名，命病主在所居。

这个办法尽管复杂，但是经过训练是可以掌握它的规律的。也就是说，同样的脉，经过同样的老师训练出来的人，号出来的应该是一样的。

> 同样的脉，经过同样的老师训练出来的人，号出来的应该是一样的。

臣意所诊者，皆有诊籍。

我诊断的这些病，前辈大医传下来的书里都有记载。

所以别之者，臣意所受师方适成，师死，以故表籍所诊，期决死生。

当时我之所以有这个记录，就是因为刚跟老师学完，学完了以后，一般都要向老师汇报。另外等老师过世了以后，我想拿着这些记录与老师传给我的东西对照，以此来判断我的准确率、成功率有多少。

期决死生。观所失所得者合脉法，以故至今知之。

这样做的目的是什么？所得所失，治好了知道是怎么好的，治不好去找原因，不然的话，鸟枪打鸟，轰一下子就全打出去了，也不知道是怎么治好的。

所以决生死的这些东西，不是淳于意凭记忆写出来的，而是他为了考核自己决生死的水平而有意识记录下来的。

> 决生死的这些东西，不是淳于意凭记忆写出来的，而是他为了考核自己决生死的水平而有意识记录下来的。

第五十八章

针灸不当，饮药不当，喜怒不当，饮食不当

淳于意不厌其烦地回答："别人伸手掺和进来，又加了很多错误的治疗——针灸不当，饮药不当，喜怒不当，饮食不当，所以跟我的预测就不一样了。"

经文：

问臣意曰："所期病决死生，或不应期，何故？"对曰："此皆饮食喜怒不节，或不当饮药，或不当针灸，以故不中期死也。"

针灸不当，饮药不当，喜怒不当，饮食不当｜第五十八章

问臣意曰："所期病决死生，或不应期，何故？"

汉文帝又问了："有的病人生死的时间为什么算得不准？"

对曰："此皆饮食喜怒不节，或不当饮药，或不当针灸，以故不中期死也。"

淳于意不厌其烦地回答："别人伸手掺和进来，又加了很多错误的治疗——针灸不当，饮药不当，喜怒不当，饮食不当，所以跟我的预测就不一样了。"

"别人伸手掺和进来，又加了很多错误的治疗——针灸不当，饮药不当，喜怒不当，饮食不当，所以跟我的预测就不一样了。"

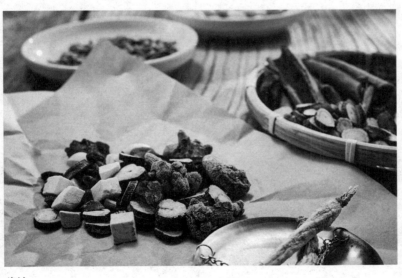

药材

第五十九章

淳于意为什么不给文王看病

淳于意回答:"这些王爷都找过我,我战战兢兢地不敢去。我生怕王爷底下的这些家臣、恶奴把我拘走。然后我就跑了,出国游行。"

经文：

问臣意："意方能知病死生，论药用所宜，诸侯王大臣有尝问意者不？及文王病时，不求意诊治，何故？"对曰："赵王、胶西王、济南王、吴王皆使人来召臣意，臣意不敢往。文王病时，臣意家贫，欲为人治病，诚恐吏以除拘臣意也，故移名数左右，不脩家生，出行游国中，问善为方数者事之久矣，见事数师，悉受其要事，尽其方书，意及解论之。身居阳虚侯国，因事侯。侯入朝，臣意从之长安，以故得诊安陵项处等病也。"

淳于意为什么不给文王看病 | 第五十九章

问臣意:"意方能知病死生,论药用所宜,诸侯王大臣有尝问意者不,及文王病时,不求意诊治,何故?"

汉文帝又问:"你这么有本事,能判断生死,底下那些诸侯大臣,有没有像我这样问你的?文王病时,为什么不求你去诊治?"(这里的文王不是汉文帝,就是底下的一个小王公。)

对曰:"赵王、胶西王、济南王、吴王皆使人来召臣意,臣意不敢往。"

淳于意回答:"这些王爷都找过我,我战战兢兢地不敢去。"

文王病时,臣意家贫,欲为人治病,诚恐吏以除拘臣意也,故移名数左右,不脩家生,出行游国中。

淳于意接着说:"我生怕王爷底下的这些家臣、恶奴把我拘走。然后我就跑了,出国游行。"

问善为方数者事之久矣,见事数师,悉受其要事,尽其方书,意及解论之。身居阳虚侯国,因事侯。侯入朝,臣意从之长安,以故得诊安陵项处等病也。

"当年文王病的时候,我为什么躲出去了?我又干了什么?最后我去了长安……"

这整段话,都是淳于意在解释自己为什么不给文王看病的原因。

> "我生怕王爷底下的这些家臣、恶奴把我拘走。然后我就跑了,出国游行。"

> 这整段话,都是淳于意在解释自己为什么不给文王看病的原因。

第六十章

"小儿胖不算胖，大人胖压塌炕"

一定要控制自己的饮食，选择天气好的时候安步当车，让自己多余的能量得到运行，得到疏泄。

经文：

问臣意："知文王所以得病不起之状？"臣意对曰："不见文王病，然窃闻文王病喘，头痛，目不明。臣意心论之，以为非病也。以为肥而蓄精，身体不得摇，骨肉不相任，故喘，不当医治。脉法曰'年二十脉气当趋，年三十当疾步，年四十当安坐，年五十当安卧，年六十已上气当大董'。文王年未满二十，方脉气之趋也而徐之，不应天道四时。后闻医灸之即笃，此论病之过也。臣意论之，以为神气争而邪气入，非年少所能复之也，以故死。所谓气者，当调饮食，择晏日，车步广志，以适筋骨肉血脉，以泻气。故年二十，是谓'易贳'。法不当砭灸，砭灸至气逐。"

"小儿胖不算胖，大人胖压塌炕" | 第六十章

问臣意："知文王所以得病不起之状？"

汉文帝又问："你作为医生多少了解点儿吧？文王到底得的什么病？怎么死的？"

臣意对曰："不见文王病，然窃闻文王病喘，头痛，目不明。臣意心论之，以为非病也。以为肥而蓄精，身体不得摇，骨肉不相任，故喘，不当医治。"

这句话是说淳于意认为文王应该不是确切地有什么病，而是他养生不当，由于胖导致的（有句俗语叫"小儿胖不算胖，大人胖压塌炕"，就是因为痰湿太多。所以应该调节饮食，而不是拿药去攻）。

脉法曰"年二十脉气当趋，年三十当疾步，年四十当安坐，年五十当安卧，年六十已上气当大董。"

这是我们学的《黄帝内经·灵枢·天年》里的话，看到这儿非常亲切。

文王年未满二十，方脉气之趋也而涂之，不应天道四时。

文王还不到二十岁，脉应该稍微跳得快点儿，但是他的心率非常慢，本身心力就有点儿衰竭。

后闻医灸之即笃。

结果医生给他做了艾灸以后，病情就加重了。

此论病之过也。

> 有句俗语叫"小儿胖不算胖，大人胖压塌炕"，就是因为痰湿太多。所以应该调节饮食，而不是拿药去攻。

> 文王还不到二十岁，脉应该稍微跳得快点儿，但是他的心率非常慢，本身心力就有点儿衰竭。

这就是治疗不当。

臣意论之，以为神气争而邪气入，非年少所能复之也，以故死。

这就是本身的问题，过度肥胖，痰湿过重，医生治疗不当，最后文王年纪轻轻地就挂了。

所谓气者，当调饮食，择晏日，车步广志，以适筋骨肉血脉，以泻气。故年二十，是谓"易贫"。法不当砭灸，砭灸至气逐。

所以，一定要控制自己的饮食，选择天气好的时候安步当车，让自己多余的能量得到运行，得到疏泄。

因此，文王的病完全是因为治疗不当，把他的正气赶走了。

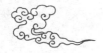

《黄帝内经前传》《黄帝内经后传》的划分依据

以上就是仓公淳于意向皇帝介绍的二十五个病例，到此就全介绍完了。

《黄帝内经》的前传到这里也讲完了，下一本书我要讲《黄帝内经》的后传。

为什么叫"前传""后传"呢？"黄帝内经"这个词最早出现在史书上，是在《汉书·艺文志》里，也就是说在扁鹊、仓公的时候，都没说过"黄帝内经"。所以，我把《汉书·艺文志》出现的时间——西汉末年、东汉初年作为标志，把《黄帝内经》分为前传、后传。

在后传里，我要讲《汉书·艺文志》的序，也就是说《黄帝内经》在正史上记载的关于治病救人的方剂，到底是怎么整理成书的，这个内容和书籍我要介绍一遍。

我还要讲中医正根的传承，讲一下《后汉书》的《郭玉传》，再讲一个更有名的传承——《华佗传》。《三国志》《后汉书》里都有《华佗传》，华佗也是《玄隐遗密》传承谱系章中的一个重要的人物。

最后，我要讲《黄帝内经·素问》的序，即王冰写的序，还要讲《黄帝内经·灵枢》的序，即史崧写的序。

"黄帝内经"这个词最早出现在史书上，是在《汉书·艺文志》里。

把《汉书·艺文志》出现的时间——西汉末年、东汉初年作为标志，把《黄帝内经》分为前传、后传。

图书在版编目（CIP）数据

徐文兵讲黄帝内经前传 / 徐文兵著 . -- 南昌：江西科学技术出版社，2020.6
ISBN 978-7-5390-7292-0

Ⅰ.①徐… Ⅱ.①徐… Ⅲ.①《内经》-研究 Ⅳ.① R221.09

中国版本图书馆 CIP 数据核字 (2020) 第 063138 号

国际互联网（Internet）地址：http://www.jxkjcbs.com
选题序号：ZK2019453　　图书代码：B20088-101

监　　制 / 黄　利　万　夏
项目策划 / 设计制作 / 紫图图书ZITO®
责任编辑 / 魏栋伟
特约编辑 / 马　松　谭希彤　崔玉莲
营销支持 / 曹莉丽

徐文兵讲黄帝内经前传

徐文兵 / 著

出版发行	江西科学技术出版社
社　　址	南昌市蓼洲街 2 号附 1 号　邮编 330009
	电话：(0791) 86623491　86639342（传真）
印　　刷	天津中印联印务有限公司
经　　销	各地新华书店
开　　本	710 毫米 ×1000 毫米　1/16
印　　张	31
字　　数	400 千字
版　　次	2020 年 6 月第 1 版　2020 年 6 月第 1 次印刷
书　　号	ISBN 978-7-5390-7292-0
定　　价	128.00 元（全二册）

赣版权登字 -03-2020-104　　版权所有　侵权必究
（赣科版图书凡属印装错误，可向承印厂调换）